JN033245

《 注　意 》

● 本書および付録の一部あるいは全部を無断で転載，インターネットなど
　へ掲載することは，著作者および出版社の権利の侵害となります．予め
　小社に許諾をお求めください．
● 本書を無断で複写・複製する行為（コピー，スキャン，デジタルデータ化
　などを含む）は，「私的使用のための複製」など著作権法上の限られた例
　外を除き，禁じられています．代行業者などの第三者に依頼して上記の
　複製行為を行うことや，自らが複製を行った場合でも，その複写物やデー
　タを他者へ譲渡・販売することは違法となります．また大学，病院，企
　業などにおいて業務上使用する目的（教育活動，研究活動，診療などを
　含む）で上記の複製行為やイントラネット上での掲載を行うことも違法とな
　ります．
● これらの違法行為を行った場合は，著作権法に則り，損害賠償請求など
　の対応をとらせていただく場合がございますことを予めご了承ください．
● 前各項に関わらず，個人が営利目的ではなく「本書を活用した学習法の
　推奨」を目的として本書の一部を撮影し，動画投稿サイトや，SNSなど
　に収録・掲載する場合に限り，事前の申請なく，これを許可いたします．
　詳細については随時更新しますので，掲載前には必ず小社ホームページ
　でご確認ください．

what, why & how for dietitian

栄養士・管理栄養士のための

なぜ？
どうして？

②

人体の構造と機能/
臨床栄養学①

MEDIC MEDIA

MEDIC MEDIA

栄養士・管理栄養士のための
なぜ? どうして?

『栄養士・管理栄養士のためのなぜ? どうして?』は,管理栄養士がはたらく現場を舞台にした,ストーリーを読みながら学ぶ参考書です.

2巻の「人体の構造と機能/臨床栄養学①」では,病院ではたらく管理栄養士に期待される役割を意識し,体のしくみや機能だけでなく,臨床で求められるアセスメントのための検査の知識や栄養介入時の注意点など,幅広い内容を盛り込みました.

近年,医療の現場において,栄養と病態改善の関連がますます注目されています.管理栄養士に期待される役割が増えていく情勢をふまえて,今回の改訂では,本書で扱う疾患について内容の見直しを丁寧に行いました.なかでも,食事を含めた生活習慣と関連が強い脂肪肝(NAFLD)について,発症のメカニズムや病態,栄養療法などの内容を新たに追加しました.

本書は,管理栄養士国家試験に出題された内容をもとに構成されていますが,受験勉強のみならず,管理栄養士の仕事の広がりや可能性,そして何よりおもしろさを感じられる1冊になればと願っております.

本書の制作・編集にあたり,ご協力いただいた管理栄養士,医師,看護師および各分野の先生方に心より御礼申し上げます.

2021年11月

編者一同

『栄養士・管理栄養士のための なぜ?どうして?』とは…

「ちょっとドジだけど元気いっぱいの新米管理栄養士『栄子』」と
「何でも知っているスーパートマト」の会話を読み進むうちに,
管理栄養士国家試験を解ける知識が自然に身についていく楽しい読み物です.
各分野のスペシャリストによるレクチャーをちりばめ,
現場の栄養士や管理栄養士にも役立つ情報を豊富に盛り込んでいます.
肩の力をぬいて,息抜き感覚で読んでみてください.
「勉強が苦手!」という方にもぴったりの本です.

**※『栄養士・管理栄養士のためのなぜ? どうして?』は,過去の
管理栄養士国家試験で問われた内容をもとに構成されています.**

2巻の内容に含まれている主な過去の管理栄養士国家試験問題				
病院での業務って?	21024	17192	19020	18027	16181
	18084	16119	18139	17191	16073
21179	17117	16117	17137	17190	15136
21119	17027	15128	17009	17128	**呼吸のしくみ/COPD**
21112	17025	15127	16027	16125	
21111	16123	**嚥下のしくみ**	15145	15135	21129
20117	16116	21178	**胃がん切除と術後のケア**	**肝臓のはたらきと肝炎**	21035
20115	16115	21177			20182
19122	16085	21128	21123		20181
19116	16084	19140	20177	21123	20180
19115	15125	17193	20134	21075	20035
18121	15031	17139	19139	20125	20034
18115	**NST/栄養補給法**	17096	18127	20042	19135
17162		16185	17138	19129	18038
17121	21175	16184	17127	19078	17136
17116	21171	16183	16136	19030	17037
16124	21128	16138	16130	18128	17036
15176	21115	16096	15195	17129	16132
15173	21114	**悪性腫瘍(がん)**	15134	17031	16038
15126	20114		**炎症性腸疾患**	16126	15142
栄養管理とは	20113	21133	21173	**肝硬変**	15043
	19187	21028	21172	19128	
21174	19118	21023	21123	18130	
21128	18119	21017	19127	17120	
21082	18118	20017	18129	16182	

※5桁の数字=出題年 下2桁+問題番号(例:18116=2018年116番)
※管理栄養士国家試験で実際に問われた問題を一部本文中にも掲載しています. 問題の詳しい解説は『クエスチョン・バンク管理栄養士国家試験問題解説』をご覧ください.
※栄子とトマトの会話の内容だけでなく, コメント, ひとくちメモ, レクチャーなど全体に, 上記の過去問の内容がちりばめられています.

https://eiyo.medicmedia.com
メディックメディアのwebサイトからも情報発信!

続巻の刊行案内や最新情報, 各書籍の参照頁対応表など,
お役に立つ情報をいち早くお知らせします.

学習のヒント

楽しく読んで『Check it out!』で復習☆

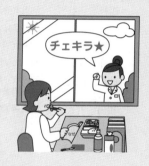

『なぜ?どうして?』を読んで「理解する」ことも大事ですが, 管理栄養士国家試験の問題を解くためには, せっかく身につけた知識を「忘れないように頭に定着させておく」ことが必要になります.

どうしたら記憶が知識として定着していくのでしょうか?

答えは簡単. 大事なことを中心にくり返して覚えればいいのです.

『なぜ?どうして?』の各章の章末には, 「Check it out!」(チェキラ)という特別なページがあります. 重要事項は赤字になっているので, 赤シートを使って, 覚えるまでくり返し確認しましょう.

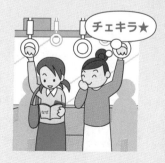

『なぜ?どうして?』で学んだ内容は, 『クエスチョン・バンク管理栄養士国家試験問題解説 (QB)』で実際に問題を解くことで, 実力をアップさせることができます. 『QB』でつまずいたら, 関連する内容について『なぜ?どうして?』をチェックしてみましょう. この流れをくり返せば, 習得した知識があなたのものになるはずです.

iii

執筆・取材協力者一覧
（50音順・敬称略）

岡本　康子	愛知学泉大学 家政学部 管理栄養学科 准教授
影山富士人	浜松医療センター 肝臓内科
小城　明子	東京医療保健大学 医療保健学部 医療栄養学科 教授
斎藤　恵子	東京医科歯科大学病院 臨床栄養部副部長
戸島　洋一	東京労災病院 副院長・呼吸器内科部長
西村　一弘	駒沢女子大学 人間健康学部 健康栄養学科 教授
法木　左近	福井県立大学 看護福祉学部 教授
比企　直樹	北里大学 医学部 上部消化管外科学 主任教授
鷲澤　尚宏	東邦大学医療センター大森病院 栄養治療センター部長
渡邉　直美	東京女子医科大学病院 がんセンターがん緩和ケア室 がん看護専門看護師
和田　安代	国立保健医療科学院 生涯健康研究部 主任研究官

イラスト	**カバー・表紙**	**カバーイラスト**
佐々木　敦志	**デザイン**	川原　桂子
	安食　正之	
	［(有) 北路社］	

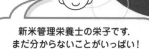

新米管理栄養士の栄子です.
まだ分からないことがいっぱい!
いつもトマトに助けてもらってます.

なんでも知ってるスーパートマトです!
分からないことがあったら
気軽に聞いてね!

| comment | あわせて知っておきたい補足的な情報は「コメント」としています. |

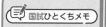

| 国試ひとくちメモ | 国家試験で問われた関連情報を「国試ひとくちメモ」として掲載しています. |

| 21011-3
肝硬変 | **管理栄養士国家試験で問われた内容は波線で表示!**
波線の範囲は, 過去の管理栄養士国家試験で関連する内容が問われた箇所です. 肩に載っている数字は関連する管理栄養士国家試験の問題と選択肢の番号です. 特に大事なところは赤字で表示しています. |

| (p21参照) | 本の内部参照ページを掲載しています. |

| Check it out! | **Check it out!(チェキラ) で知識の確認を!**
各章の終わりに, その章で特に覚えておきたいポイントをまとめた「Check it out!」のコーナーを設けました. 付録の赤シートで重要な単語が消えるようになっていますので, 知識の確認にご利用ください. |

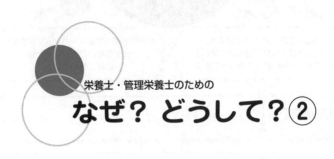

栄養士・管理栄養士のための

なぜ? どうして? ②

CONTENTS

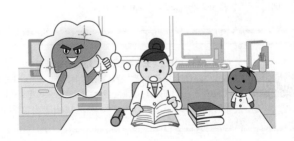

S：subjective（主観的情報）
O：objective（客観的情報）
A：assessment（アセスメント）
P：plan（計画）

英語も
勉強しないと…

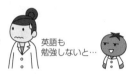

あの患者さん，最近
何か気になること
ありますか？

そういえば…

CONTENTS

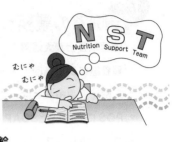
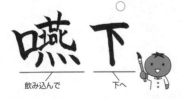

嚥 飲み込んで　下 下へ

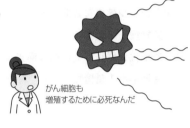

がん細胞も
増殖するために必死なんだ

病気がみえる消化器

CONTENTS

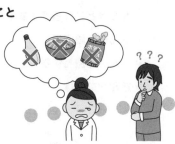

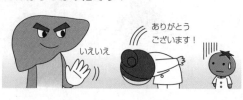

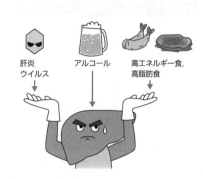

肝炎
ウイルス　　　アルコール　　　高エネルギー食,
　　　　　　　　　　　　　　　　高脂肪食

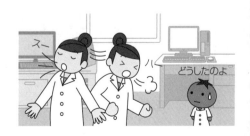

主な臨床検査値

臨床検査項目	基準値*（参考値）	ポイント
白血球 （WBC）	3.3～8.6 10³/μL	↑細菌・ウイルス感染症，血液疾患，悪性腫瘍など ↓血液疾患，化学療法，放射線療法など
赤血球 （RBC）	男性 4.35～5.55 10⁶/μL	↑胃癌，脱水など ↓貧血，出血，悪性腫瘍，妊娠など
	女性 3.86～4.92 10⁶/μL	
ヘモグロビン（Hb）	男性 14～17g/dL	<貧血の成因と分類> 赤血球の産生・成熟障害：鉄欠乏性貧血，巨赤芽球性貧血，再生不良性貧血，腎性貧血 赤血球の破壊亢進：溶血性貧血
	女性 11～16g/dL	
ヘマトクリット（Ht）	男性 40.7～50.1%	
	女性 35.1～44.4%	
MCV	83.6～98.2fL	<赤血球指数による貧血の分類>
MCH	27.5～33.2pg	
MCHC	31.7～35.3%	

血液検査（左列の縦書き見出し）

<赤血球指数による貧血の分類>

	MCV	MCH	MCHC	
小球性 低色素性貧血	↓	↓	↓	鉄欠乏性貧血
正球性 正色素性貧血	→	→	→	溶血性貧血， 再生不良性貧血
大球性高色素性貧血	↑	↑	→	巨赤芽球性貧血

臨床検査項目	基準値*（参考値）	ポイント
血小板 （PLT）	158～348 10³/μL	出血傾向の指標： 血小板産生の低下（再生不良性貧血，急性白血病，悪性貧血），血小板消費の亢進で激減（肝硬変，播種性血管内凝固症候群）
鉄（Fe）	40～188 μg/dL	↑鉄貯蔵の増加，造血障害，肝障害 ↓鉄欠乏，鉄需要の増加

	臨床検査項目	基準値* (参考値)	ポイント
たんぱく質系の検査	血清総たんぱく (TP)	6.5～8.0g/dL	↑脱水，慢性炎症 ↓低栄養，熱傷，肝疾患による合成障害など"
	アルブミン (Alb)	4.5～5.5g/dL	↓栄養不良，漏出，代謝亢進，肝疾患による合成障害など
	プレアルブミン (トランスサイレチン)	22～34mg/dL	アルブミンよりも半減期が短く，最近2～4日のたんぱく質栄養状態の把握に用いる．
	C反応性たんぱく (CRP)	0.00～0.14mg/dL	炎症マーカー．炎症とくに感染症の重症度の鋭敏な指標．
糖質系の検査	空腹時血糖	73～109mg/dL：空腹時 100～109mg/dL：正常高値	食事の影響を受けて変動しやすい． 糖尿病の診断基準に含まれる．
	随時血糖	70～139mg/dL	
	ヘモグロビンA1c (HbA1c)	4.9～6.0%：NGSP値	Hbとグルコースが結合したもの． 1～2ヶ月間の平均的な血糖値がわかる． 糖尿病の診断基準に含まれる．
脂質系の検査	総コレステロール (TC)	≦220mg/dL	それぞれの指標は，脂質異常症の診断などに用いられる． LDLコレステロールは直接測定することも可能． LDL-C＝TC－HDL－TG/5
	トリグリセリド (TG)	男性40～248mg/dL	
		女性30～117mg/dL	
	HDLコレステロール	男性38～90mg/dL	
		女性48～103mg/dL	
	LDLコレステロール	65～163mg/dL	

	臨床検査項目	基準値*（参考値）	ポイント
肝・胆道系の検査	AST (GOT) アスパラギン酸アミノトランスフェラーゼ	13〜30U/L	↑主に心筋・骨格筋障害，他に肝障害，溶血性疾患など
	ALT (GPT) アラニンアミノトランスフェラーゼ	男性 10〜42U/L 女性 7〜23U/L	肝機能障害の指標だが，ASTと異なり肝臓により特異的．肝硬変では肝細胞の減少のためあまり上昇しない． AST＜ALT：非アルコール性脂肪性肝炎，胆石症 AST＞ALT：アルコール性肝障害，肝硬変
	γ-GT	男性 13〜64U/L 女性 9〜32U/L	↑肝・胆道系疾患，アルコール性肝障害
	総ビリルビン (Bil)	0.4〜1.5mg/dL	ビリルビンはヘモグロビンの代謝産物であり，直接ビリルビンと間接ビリルビンがある．
	アルカリフォスファターゼ (ALP)	106〜322U/L	↑肝・胆道系疾患，骨疾患
	コリンエステラーゼ (ChE)	男性 240〜486U/L 女性 201〜421U/L	肝臓で合成される．肝細胞の合成機能を調べるのに有用． ↓肝硬変，劇症肝炎，慢性肝炎，肝がんなど ↑脂肪肝，ネフローゼ症候群，甲状腺機能亢進症など

	臨床検査項目	基準値*（参考値）	ポイント
腎臓系の検査	尿酸（UA）	男性 3〜7mg/dL 女性 2〜7mg/dL	尿酸の産生は，①プリン体生合成亢進，②細胞崩壊亢進による核酸分解増加，③プリン体を含む食品の過剰摂取などで増加する．産生増加，尿排泄障害になると血清尿酸値が増加して過飽和状態となり，7mg/dL以上になると痛風発作を起こしやすくなる．
	尿量	1,000〜1,500mL/日	多尿：2,500〜3,000mL, 乏尿：400mL以下, 無尿：100mL以下（0でなくとも無尿）
	尿pH	4.5〜7.5	
	尿比重	1.006〜1.030	
	尿素窒素（BUN）	9〜21mg/dL	たんぱく質の終末代謝産物．腎機能障害で増加する．
	クレアチニン（Cr）	男性 0.65〜1.07 mg/dL 女性 0.46〜0.79 mg/dL	腎糸球体で濾過され，尿細管で全く再吸収されないので糸球体機能をよく表す． 筋肉内でクレアチン＋クレアチンリン酸から産生される．
	クレアチニンクリアランス（Ccr）	91〜130mL/分	糸球体の濾過能力を示す指標（糸球体濾過量）である．
電解質	Na	138〜145mmol/L	
	K	3.6〜4.8mmol/L	
	Cl	101〜108mmol/L	
	Ca	8.8〜10.1mg/dL	
	IP	2.7〜4.6mg/dL	

＊基準値（参考値）は，測定した施設や方法，参照する資料によって異なる．上記の基準値は複数の資料と，過去の国家試験の問題文を参考に作成した．本書ではこのリストの値を参考値として用いている．

<u>MEMO</u>

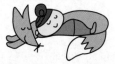

Chapter

①

病院での業務って？

栄養管理の重要性が認識されてきた現在，臨
床の現場では管理栄養士に幅広い活躍が期待
されています．この章では，病院における管
理栄養士の主な仕事内容をみていきましょう．

管理栄養士が大活躍！

 はぁはぁ…おはようございます！

 時間ギリギリじゃないの．大丈夫？

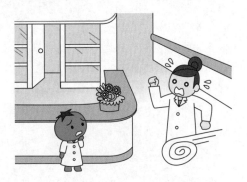

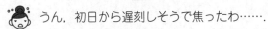 うん，初日から遅刻しそうで焦ったわ……．

今日はこのMM病院のオリエンテーションがあるから，
シャキッとしないとね．

はい！　それにしても，病院の管理栄養士さんって
どんなお仕事をしているんだろう？
献立作成以外に，病棟を回ったりもするんだよね？

そうよ．
病院の管理栄養士さんのお仕事は多岐にわたるの．
ちょっとこれをみて．

▼ 病院管理栄養士の主な仕事

病棟における栄養管理
（アセスメント，
　ミールラウンドなど）

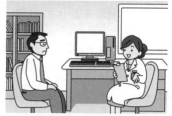

栄養食事指導・運動生活習慣指導

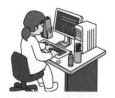

給食運営管理
（献立作成・帳票管理等）

こんな食事
していませんか

患者さんやご家族
向けの教室運営

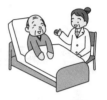

在宅栄養食事指導

Chapter 1 病院での業務って？

 …さすがに，この仕事を1人ではできないわよね？

 そうね．たとえばこのMM病院は
ベッド数が400床．8病棟に50床ずつあるの．

 うんうん．

 管理栄養士は1病棟に1名ずつ計8名
配置されていて，さらに管理担当と
外来担当の管理栄養士が各2名いるのよ．
その他，NST（p73参照）専従者も1名いて，
全部で13名の管理栄養士が勤務しているの．
給食管理担当の栄養士も3名いるのよ．

各病棟に配置されているんだ．思ってたよりも
多くの管理栄養士さんが勤務しているんだね．

そうなの．調理師さんやパートさんを含めると，
この栄養科には38名が所属しているの．

なるほどね…ってもうこんな時間！
私，事務室に行きます！

事務室にプロ集団！

わわわ，朝からみんなすごいスピードで仕事してる！

緊張感あるでしょ．病院の管理栄養士にとって，
朝は一番忙しい時間といえるわ．

確かにみなさん忙しそう．あ，あの人は何をしているの？

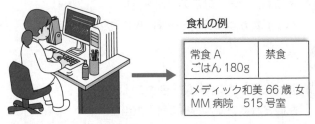

食札の例

常食 A ごはん 180g	禁食
メディック和美 66 歳 女 MM 病院　515 号室	

食事せんをもとに食札を作成し，印刷

食事せんをもとに，患者さんの食札を印刷しているのよ．

食事せん？

医師から入院患者さんに出される，
栄養管理のための指示書のことよ．
処方せんの食事版だと考えると分かりやすいわね．
管理栄養士は，この食事せんをもとに食事を提供するのよ．

 なるほど．
あ，あの管理栄養士さんは大きな表に何か書き込んでいるわ．
昼食を提供する患者さんの数なのかな？

▼　食数表の例

食 数 表

	飯	4 階		5 階		6 階		7 階		8 階		合 計	
常 食	180	71		30		94		66		8		269	
全 粥	300	7		14		21		14				56	
五 分 粥	300	6				1		2				9	
三 分 粥	250					3		1		4		8	
流 動 A		B1		B1		コメ3						B2コメ3	
		飯	粥	飯	粥	飯	粥	飯	粥	飯	粥	飯	粥
E 1000	60												
E 1200	90	2	1					1	1	2		5	2
E 1400	140												
E 1600	160					2	1	3	1			5	2
E 1800	200							1	3			1	3
E 1200 6g	90						2	1	1	1	1	2	4
E 1400 6g	140					2	2	1	1			3	3
E 1600 6g	160	2		1								3	
E 1800 6g	200	2	1	1				4	2			7	3
たんぱく質コントロール	200												
術後全粥		2		1				2				5	
術後五分粥													
術後三分粥													
合 計		95		48		131		105		16		395	

E：エネルギー

comment

栄養科が提供する食事は，常食や全粥食だけでなく，エネルギーコントロール食やたんぱく質制限食などの各種コントロール食，嚥下食，各種特別食など，数十種類に及びます．

comment

食事せんは，制限のない食事が食べられる人には「常食」，糖尿病や腎不全のように特別な栄養管理が必要な場合には「たんぱく質制限食」や「食塩6g未満」のように医師から指示されます．

そうみたいね．

「たんぱく質コントロール」とか
「術後全粥」と書いてあるものもあるわ．

患者さんの状態やリクエストにあわせて，
きめ細かく対応しているのよ．
ほかにも，アレルギーや宗教的理由によって
制限すべき食品や栄養素を把握したり，
個人的な嗜好も考慮したりして，
患者さんが食べやすいものを提供するの．

患者さんの状態にあわせて食事を提供するって，
大変そう……．

確かにそうだけど，これは栄養管理の基本だし，
患者さんのQOL (p9参照) 向上のためにも大切なことよ．
ちなみに，今日の昼食の献立はこんな感じね．

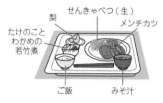

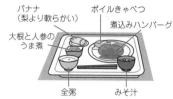

どちらもおいしそう！　ご飯以外も変更されてるわね．

全粥食は，調理方法も工夫して軟らかい料理を
多くしているの．それと，エネルギーなどの栄養価は
常食とほぼ同じになるように調整されているのよ．

そうなんだ．確かに，
すべての患者さんが常食を食べられれば一番いいけど，
そうはいかないケースもあるもんね．

ええ．だからこの病院では，白米だけでも，三分粥，
五分粥，七分粥，全粥，ご飯と分けているの．
白米が苦手な人にめん類やパンを提供することもあるわ．

▼　人によって食べるものが違う

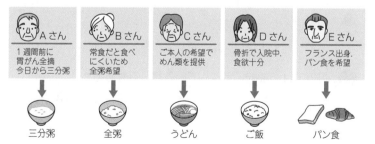

主食だけでそんなに種類があるとしたら，
組み合わせは無限大ね．

そうね．つくり手は大変だけど，
患者さんに食事を楽しんでもらえるように工夫しているのよ．

確かに，手間はかかっても
患者さんが喜ぶ顔が増えた方がうれしいわよね．

もちろん！
入院中は食事が何よりも楽しみという患者さんも多いし，
病態や症状にあわせた献立を作成しても，
食べ残しがあると効果がなくなってしまうの．
QOL向上のためにもおいしい食事を食べていただきたいわね．

QOL ってさっきも聞いたけど，どういう意味だっけ？

QOLは，'Quality Of Life'の略語で，
「生命（生活）の質」と訳されるわ．入院中や退院後に，
医療者側の考える治療を押しつけるだけではなく，
患者さんの希望を尊重した生活を送っていただくことが，
QOLの基本的な考え方なの．

患者さんの希望を尊重……．
当たり前のようだけど，確かに大事な考え方ね．

最近では一般的に定着している言葉でもあるわ．
QOLについて，先生に詳しく教えていただきましょう．

QOLとは

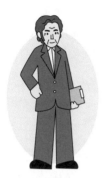

臨床栄養学の先生

QOLは「生命（生活）の質」と訳されますが，日本語ではちょっとイメージしにくいかもしれません．WHO（世界保健機関）は，QOLを「個人が生活する文化や価値観のなかで，目標や期待あるいは基準，および関心に関連した自分自身の人生に対する認識である」と定義しています．

臨床においては，従来はメディカルスタッフが一方的に，患者に望ましいだろうと決めた治療方法を押しつけるケースが多くありました．しかし，最近では，患者さんにとって望ましい生き方（≒QOL）を考慮したケアを提供していこうという考え方が広まっています．

なお，QOLの向上にはさまざまなアイディアが考えられます．たとえば，回復の見込みがほとんどない末期がんの患者さんには，強い副作用を伴う抗がん剤を投与することも検討されますが，患者さんご自身やご家族が望めば，積極的な治療をやめ，ご自宅で最期を穏やかに過ごしていただくということも考えられるでしょう．

QOLの考え方は「健康日本21」など，わが国の医療・健康政策にも取り入れられており，ますます重要視されています．

Chapter
1
病院での業務って？

「生命の質」かぁ. QOLを向上させるために,
管理栄養士にはどんなことができるのかしら?

簡単にいえば,「患者さんにとって, おいしくて
栄養バランスの良い (=治療効果が上がる) 食事を提供する」
っていうことかしら.

なんだかフツウな感じだけど…….

でも, とても大切なことよ.
たとえば, 食べづらさを感じて,
食事の量が減ってしまうケースがあるの.

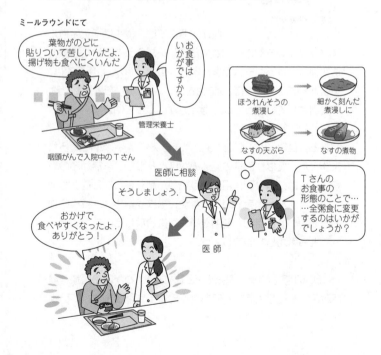

ミールラウンドにて

葉物がのどに
貼りついて苦しいんだよ.
揚げ物も食べにくいんだ

お食事では
いかがですか?

管理栄養士

咽頭がんで入院中のTさん

ほうれんそうの
煮浸し → 細かく刻んだ
煮浸しに

なすの天ぷら → なすの煮物

医師に相談

そうしましょう.

Tさんの
お食事の
形態のことで…
…全粥食に変更
するのはいかが
でしょうか?

医師

おかげで
食べやすくなったよ.
ありがとう!

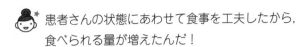 患者さんの状態にあわせて食事を工夫したから,
食べられる量が増えたんだ!

そうなの.
治療のうえでも,身体の自然治癒力を高めるために栄養状態
をよくしておくことは重要なのよ.
しかも,がん患者さんのように,身体への負担が大きい検査
や手術を受ける方にはなおさら,適切な栄養管理が必要なの.

患者さんが食べづらいものを
無理やり提供すると…….

食べられる量が減って,
低栄養につながる危険性もあるわ.

そうだよね.

それに，食事をしっかり食べていただくためには，
治療食であっても「おいしい！」と
思っていただける食事であることが大事なの．

確かに，入院する期間が短い患者さんも，退院後の
食事はずっと続くはずよね．入院中の食事を
「おいしい！」と思っていただければ，退院後の
食事療法がうまくいく可能性も高まると思うわ．

その通りよ．難しく考えなくても
「患者さんが楽しんで生活を送れる」ということを
目標にした食事を提供することが，管理栄養士が
QOLに貢献できる方法なんじゃないかしら．

はい！　よーく意識するようにします！

入院時食事療養とは

 ふぅ…目の回るような忙しさだったけど,
やっと一段落したわ.

職員のみなさんのスピードはすごかったでしょう.

私もいつかあんなデキる栄養士になれるのかしら…….
皆さん食事せんや献立表を
きちっとファイルして保管しているのよ.
ズボラな私はなくしちゃいそうだけど…….

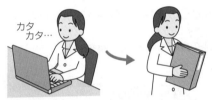

カタ
カタ…

食事せんなどを入力し,ファイルを保管します

大事な書類だから,なくしちゃダメね.
食事せんなどをまとめているのは,
入院時食事療養費の算定に必要だからなのよ.

入院時食事療養費？

 基本的なことから説明するわね.
入院すると，患者さんには基本的に1日3食が
提供されるけど，その食事の費用の一部は
診療報酬から支給されるの.
診療報酬を支払うのは，国民健康保険や被用者保険などの
医療保険の保険者なのよ. ちなみにそれぞれの医療保険で
加入対象者は異なるわ.

 そうなんだ！

 ええ. ちなみに，患者さんの負担を**標準負担額**，
診療報酬からの支給を**入院時食事療養費**というわ.

▼　**入院中の食事費用の負担（1食あたり）**

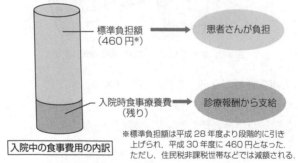

標準負担額
（460円※）　→　患者さんが負担

入院時食事療養費　→　診療報酬から支給
（残り）

入院中の食事費用の内訳

※標準負担額は平成28年度より段階的に引き
　上げられ，平成30年度に460円となった.
　ただし，住民税非課税世帯などでは減額される.

へー，全然知らなかった．
じゃあ，この入院時食事療養費を請求するために，
いろいろな帳票を管理しているの？

その通りよ．
入院時食事療養費は，患者さんに適した食事を，
自己負担額を抑えて提供するために重要なの．
詳細について教えていただきましょう．

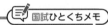 国試ひとくちメモ

入院時食事療養費の算定には，食事せんや献立表のほかにも，食数集計表
などの帳票が必要です．（15173-4）

Chapter

1

病院での業務って？

入院時食事療養

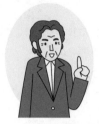

臨床栄養学の先生

　　入院時食事療養費は，入院患者に食を通して質の高い医療を提供し，病気の治療・回復を図ることを目的として健康保険から給付されるものです．この制度によって，国民健康保険などに加入している被保険者が，病気やケガで入院したとき，入院中の食事費用は，一部のみの自己負担で済むようになっています．

　　なお，保険医療機関側からみると，入院時食事療養は，栄養管理体制により（Ⅰ）と（Ⅱ）の2つに分かれています．厚生労働大臣の定める基準を満たし，届出が受理された保険医療機関には（Ⅰ）が，それ以外には（Ⅱ）が適用されます．右ページの（表1）を確認しておきましょう．

　　入院時食事療養（Ⅰ）の適用を受けるには，医師，管理栄養士（または栄養士）による検食の実施と記録，関連する帳票をもとにした食事の質の向上，特別食の提供や，配膳時間に至るまで細かな規定をクリアする必要があります．また，医師の指示のもとでの患者さんへの栄養指導の実施など，十分な栄養管理を行う力が要求されます．

　　なお，入院時食事療養（Ⅰ）が適用される保険医療機関では，特別食加算と食堂加算の算定が可能です．詳細については右ページの（表2）を確認しておきましょう．

表1

	入院時食事療養（I）	入院時食事療養（II）
概要	保険医療機関が厚生労働大臣の定める基準に基づいて都道府県に届出を行い，受理された場合に適用される	入院時食事療養（I）の届出をしない保険医療機関に適用される
点数	1食につき+640円※1 （流動食のみの場合：575円）	1食につき+506円※1 （流動食のみの場合：460円）
患者負担	1食につき460円 （年齢，所得などで若干異なる）	
算定に必要な帳票	食事せん，献立表，患者入退院簿，食材料消費日計表など※2	
ポイント	●医師，管理栄養士または栄養士による検食が行われており，検食簿に記入されていること ●給与栄養目標量などが，必要に応じて見直されていること ●喫食調査や食事せんなどをもとに，食事の質の向上に努めること ●病棟で患者に夕食が配膳される時間が，原則として午後6時以降であること ●保温食器などを用いた適温の食事の提供が行われていること（電子レンジによる再加熱は×※3） ●医師の指示のもと，医療の一環として，患者に十分な栄養指導が行われていること	●特別食加算と食堂加算は不可

※1 いずれも1日3食まで．おやつは食事として加算されない．
※2 それぞれの帳票は，病院を管轄する都道府県の健康保険協会に提出する必要がある．
※3 クックチル，クックフリーズ，真空調理法や検査等により配膳時間に患者に配膳できなかった場合等の対応のために，適切な衛生管理がされた食事の再加熱は○．

表2

	入院時食事療養（I）が受理された施設での加算	
加算名	特別食加算（1食につき+76円）	食堂加算（1日につき+50円）
加算条件	●特別食の献立表が作成されていること ●特別食を必要とする患者に，医師の指示に基づき適切な特別食が提供されていること	●食堂面積が，内法で当該食堂を利用する病棟に係る1床あたり0.5m²以上 ●入院患者で食堂で食事可能な者に，食堂での食事を提供するよう努めること

Chapter

1

病院での業務って？

| comment |

入院時食事療養（Ⅰ）の適用を受ける施設では，入院時食事療養のために食事を提供する部門が組織化されており，その部門の指導者または責任者が管理栄養士もしくは栄養士である必要があります．

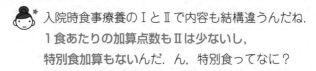

入院時食事療養のⅠとⅡで内容も結構違うんだね．
1食あたりの加算点数もⅡは少ないし，
特別食加算もないんだ．ん，特別食ってなに？

特別食というのは，特定の疾患がある患者さんのために，
<u>医師からの食事せんに基づいて提供される</u>
<u>特別な治療食のこと</u>なの．
腎臓食や肝臓食など，さまざまな食事があるのよ．

▼ 特別食

特別食加算の対象となるもの		
治療食	腎臓食	• 腎臓病や，心臓疾患，妊娠高血圧症候群などに対して減塩食療法※1を行う場合 対象外 高血圧症に対する減塩食療法
	肝臓食	• 肝庇護食，肝炎食，肝硬変食，閉鎖性黄疸食（胆石症および胆嚢炎による閉鎖性黄疸の場合も含む）など
	糖尿食	• 糖尿病の患者に適した食事
	胃潰瘍食	以下のものも認められる • 十二指腸潰瘍の患者に対する潰瘍食 • 侵襲の大きな消化管手術後の潰瘍食※2 • クローン病，潰瘍性大腸炎等により腸管の機能が低下している患者に対する低残渣食 対象外 手術前後の高カロリー食
	貧血食	• 鉄欠乏により血中ヘモグロビン濃度が10g/dL以下であり，その原因が鉄分の欠乏に由来する患者
	膵臓食	• 膵臓病患者
	脂質異常症食	• 空腹時定常状態におけるLDL-コレステロール値が140mg/dL以上である患者 • HDL-コレステロール値が40mg/dL未満である患者 • 中性脂肪値が150mg/dL以上の患者 • 高度肥満症患者※4に食事療法を行う場合
	痛風食	• 痛風患者
	てんかん食	• 難治性てんかん患者に対し，グルコースに代わりケトン体を熱量源として供給することを目的とした低糖質・高脂肪の治療食
	先天性代謝異常食	• フェニルケトン尿症食，メープルシロップ尿症食，ホモシスチン尿症食，ガラクトース血症食
	治療乳	• いわゆる乳児栄養障害症（離乳を終わらない者の栄養障害症）に対して直接調製する治療乳 対象外 治療乳既製品（プレミルク等）を用いる場合や添加含水炭素の選定使用など
無菌食		• 無菌治療室管理加算を算定している患者
特別な場合の検査食		• 潜血食 • 大腸X線検査，大腸内視鏡検査のために特に残渣の少ない調理済み食品を使用した場合※3

※1 腎臓食に準じて取り扱うことができる心臓疾患などの減塩食は，食塩相当量が6g未満/日である．ただし，妊娠高血圧症候群の減塩食は，日本高血圧学会，日本妊娠高血圧学会の基準に準じていること．
※2 手術前後の高カロリー食は対象外だが，本条件下では加算が認められる．
※3 ただし，外来患者に提供した場合は，保険給付対象外．
※4 肥満度＋70％またはBMI 35以上

Chapter

1

病院での業務って？

ふーん.「特別」っていうくらいだから,
常食をつくるよりも手間がかかるはずよね.
特別食が提供される患者さんは,
食事の負担額も増えるの?

いいえ.**標準負担額は,特別食でも変わらない**から,
患者さんの負担が増えることはないの.

患者さんにとってはうれしいわね.
ところで,病院食って
VIP向けの豪華な食事とかは提供していないの?

一般的にはそういうサービスはないわね.
でも,**特別メニュー**といって,追加料金で基本の食事と
少し構成を変えたメニューを提供する施設はあるわ.
17162-5

そうなんだ.

病院によっては**選択食**と呼ばれたりもするわね.
常食との違いを分かりやすくメニューで表示するなどして,
患者さんが選びやすいよう配慮しているのよ.

▼ 常食と特別メニューの例

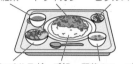

常食		
紅茶	ドライカレー	ピクルス
フレンチサラダ	ご飯	野菜のスープ

特別メニュー		
天つゆ	天ぷら	切干し大根炒め煮
漬け物		
ご飯	けんちん汁	

エネルギー	699kcal
たんぱく質	20.1g
脂質	15.4g
炭水化物	120.1g
食塩相当量	3.3g

エネルギー	710kcal
たんぱく質	19.8g
脂質	15.8g
炭水化物	122.2g
食塩相当量	3.4g

どちらのメニューも栄養価の過不足がないように考えられているのよ

ほんとだ

| comment |

特別メニューの追加料金に上限は設定されておらず，「妥当な範囲内」とされています．

 なるほど〜．どっちもおいしそうだけど，
リッチに特別メニューもいいわね…って，あ，こんな時間！
入院患者さんの回診見学に遅れちゃう！

 行ってらっしゃい．

POSに基づいたSOAPとPOMR

 回診の見学終わったよ〜.
それにしても，患者さんの記録って，
本当に丁寧に細かく記載されているわよね.

そうね．詳細な記録は，治療の基本となるのよ.

うん．それで，その記録にS，O，A，Pという文字が
記載されていたの．あれって何なんだろう.

SOAP（ソープ）って読むのよ．「叙述的記録」
なんて言われたりもするわ.

なんだかちょっと難しそうね….

▼ 患者記録の例

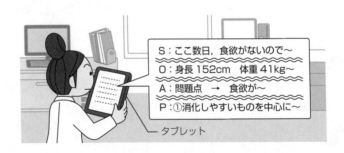

S：ここ数日，食欲がないので〜
O：身長152cm　体重41kg〜
A：問題点　→　食欲が〜
P：①消化しやすいものを中心に〜

── タブレット

あなたが見た患者さんの記録は，
問題志向型診療記録（POMR）という方法に基づいて
つけられているの．SOAPは，その記録の一部なのよ.

▼ SOAP

		概要
S	主観的情報 subjective data	患者やその家族の話などから得られた情報や問題点
O	客観的情報 objective data	医師，看護師，薬剤師などによる観察や診療，臨床検査値，身体計測値，栄養素摂取量など，客観的で数値化できる情報
A	評価 assessment	主観的情報と客観的情報から得られた内容から抽出した問題点について，栄養ケアを行うための評価・分析
P	計画 plan	目標達成のための栄養ケア，指導などの計画，診断，処方，教育に分けて記載する

 そういうことなんだ！

 せっかくだから，実例をもとに，
何がSOAPに分類されるか考えてみましょう.

▼ それぞれの情報は，SOAPのどれにあたる？

① 身長 170cm，体重 70kg

②
・減塩食は実践できているようだ.
・体重増減はなく，食事摂取量は維持できている.
・以前から禁酒を目標としているが，やめられていない.

③
・減塩食は続けましょう.
・アルコールや刺激のあるものは控えましょう.

Pさん
75歳 男性

④
「血圧が高いので，減塩食を頑張って続けている」
「アルコールは好きだが，止めたいと思っている」

 うーん. ①は計測された数値だから
Oの客観的情報だと思うわ. ②は患者さんを分析したものだからAのアセスメントね.
③はアドバイスや今後の方向性を示しているから
Pの計画. ④はご本人の主観的情報だからSね！

バッチリよ．患者さんの情報を確認する際には，
必ずSOAPを確認するようにしましょう．

了解！

ちなみに，POMRには，このほかにもさまざまな情報を
記入して，退院時には**退院時要約**も記載するの．

▼ POMR

21119-2〜5

①基礎データ	②問題リスト
・患者プロフィール，主訴，既往歴，現病歴，臨床検査値，身体計測値などの患者の基礎情報	・基礎データや問診などから明らかになった問題点を，整理してリストアップしたもの
③初期計画	④経過記録
・入院時，初診時の患者の栄養ケア計画 1．診断計画（Dx） 　栄養状態を診断，把握するための情報 2．栄養治療計画（Rx） 　治療やケアのための計画，栄養素等指示量や調理形態などの計画 3．栄養教育計画（Ex） 　患者や家族に対する栄養教育計画	・初期計画に沿って実施した栄養ケア内容の経過記録 ・栄養ケアではモニタリングにあたる ・記載方法は，叙述的記録（SOAP）または，経過一覧（フローシート），退院時要約（サマリー）がある．

▼ 退院時要約

氏 名	青山　●●		
性 別	■男　□女	生年月日	1945 年 1 月 20 日

〜

症例要約
[主訴]　吐血
[転帰と退院時の指導]
　　（一部省略）
吐血したことから退院後の食事に不安があった．退院
までに全粥は問題なく摂取できるようになった．退院
時に栄養指導を行い，不安は軽減されたとご本人が話
している．今後食事などで不安があれば受診するよう
説明した．

 ふむふむ．

それと，POMRは，問題志向型システム（POS）という
考え方の最初のステップなの．現在の医療は，この
POSという考え方に沿って診療が進められるのよ．
患者さんの記録も，このPOSの考え方に基づいているの．

▼ POSの考え方

P：problem
O：oriented
S：system

患者さんの問題を
重視したシステム

 POSの流れについても確認しておきましょう．

▼ POSの流れ

①問題志向型診療記録 （POMR）の作成	患者のケアの過程や記録を作成．SGA（p44参照）などの栄養アセスメントによる記録も盛り込まれる．
②実施記録の監査	問題リストや初期計画，経過記録が適切に記録されているか，内容や方法が適切かなど，ケアの質を評価する．
③実施記録の修正	監査により記録の中から欠陥や問題点を見つけ確認し，修正を行う．

 これもすべて管理栄養士の仕事になるの？

 いいえ．一部は管理栄養士が担当する可能性も
あるけれど，POMRなどの記録は医療従事者共通の
ツールで，医師，看護師，管理栄養士など，
さまざまな職種の人が記入することができるのよ．

SGA：subjective global assessment（主観的包括的アセスメント）

POSは，病院により記録者や監査者が決まっています．

 そうなんだ．ちょっと安心したけど，
私もPOMRに書かれたことをちゃんと
理解できるようになりたい！　頑張ろっと．

クリニカルパスとは

ふーっ．ようやくひと息つけるわ．
さっき，糖尿病の教育入院時の説明を
見学させていただいたの．
今回は医師とF管理栄養士が説明していたのよ．

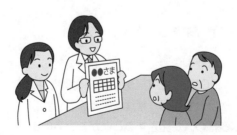

患者さんには,「クリニカルパス」という紙が
渡されていたの. そのおかげで, 患者さんも
入院や治療の流れが分かりやすかったみたい.

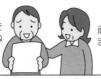

こんな検査を
するんですね

頑張り
ましょう

ちなみに, 治療の説明に十分納得したうえで治療を受けることを,
インフォームド・コンセントといいます (p183 参照)

 クリニカルパスは,
<u>入院前後の検査や治療などをまとめたもの</u>なの.
入院前にきちんとご説明しておくことで,
患者さんの不安を軽減することができるのよ.

▼ クリニカルパス (栄養関連の部分をイメージ)

入院日数	1日目	退院時
概要	・ご自身の生活について伺います ・入院中の検査と治療についてご説明します ・入院オリエンテーションを実施します	退院後の生活や通院について, 医師より説明があります
検査	・心電図 ・便潜血検査 など	
食事療法	適正な栄養バランスの食事をご提供します	
運動療法	施設をご説明します	
薬物療法	現在服用中のお薬とインスリンがあれば, 医師または看護師にお渡しください	
フットケア	2日目にご説明します	
その他	糖尿病教室を毎週金曜15時に実施します	退院時栄養相談を行います

詳しく書いてあるんだなぁ

退院時には
栄養相談もある!

 確かに, 入院って不安なものだけど,
<u>時間軸に沿って治療の流れを丁寧に説明</u>してもらえると,
安心よね.

そうね．ちなみに，クリニカルパスは
実は医療従事者にとってもメリットが大きいの．
クリニカルパスがあることで，**治療の標準化**や，
検査などの効率化が図れるのよ．

▼ **クリニカルパスのメリット**

治療を標準化して，業務が効率的になる

そうだよね

医師，看護師，管理栄養士など，多職種で使用できる

| comment |

クリニカルパスには，患者さん用のものと医療者用のものがあります．
医療者用のものは，医師や看護師さんだけではなく，管理栄養士などほ
かのスタッフも確認することができるので，チーム医療の円滑な運営に
も貢献します．

 メリットばかりなんだ！

 そう．だから，今では多くの病院で
取り入れられているのよ．ただ，クリニカルパスで
設定されているプランから逸脱してしまうケースも
あるの．これを**バリアンス**というんだけれど，
この場合はクリニカルパスの使用中断などを検討するわ．

患者さんの状態によっては
予期しないことが起こる可能性もあるってこと？

 そうなの．でも，
そういうイレギュラーな事例も記録することが，
クリニカルパスの改善に役立つのよ．

 こうやってより良い医療を目指すんだね．
私も頑張ってついていくわ！

 そう力まずに，じっくり勉強していきましょうね．

 はーい！　あっ，これから食事指導教室があるの．
また後でね〜．

栄養食事指導料とは

 食事指導教室，とっても興味深かったわ．

 どんなテーマだったの？

 糖尿病患者さん向けに，
食事のポイントやアドバイスを伝える内容だったの．

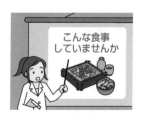

お蕎麦屋さんでよく「ざるそばとミニ天丼セット」
とかあるじゃない．ミニでも天ぷらには脂質などが
多く含まれているし，そばとご飯を一緒に食べると
炭水化物やエネルギーの量も多くなりがち，
という内容だったわ．

確かに，栄養が偏りがちなメニューではあるわね．

だから，参加者の方も
エネルギー量をみて驚いていたわ．栄養表示が
十分されていないこともあるから，意外だったのかも．

そうね．ちなみに，今回の栄養教室は，
「集団栄養食事指導」として行われているのよ．
集団栄養食事指導は，診療報酬という，医療行為の
対価としての報酬に含まれているの．ちなみに，診療報酬で
管理栄養士が関わるものには，次のようなものがあるわ．

▼ 管理栄養士が関わる診療報酬の項目

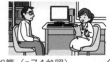

- 外来栄養食事指導料
- 入院栄養食事指導料
- 集団栄養食事指導料

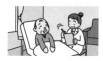

栄養管理計画の立案から栄養管理の実施までを行うことで入院基本料の算定が可能となります

- 栄養サポートチーム加算（p74参照）
- 糖尿病透析予防指導管理料
- 回復期リハビリテーション病棟入院料
- 退院時共同指導料
- 緩和ケア診療加算
- 早期栄養介入管理加算

- 在宅患者訪問栄養食事指導料
- 在宅患者訪問褥瘡管理指導料

こんなにさまざまな内容に関わるんだね

管理栄養士が活躍できる場面が多いのよ

こんなにたくさんあるんだね.

ええ. それぞれの項目には,
指導の対象や指導時間, 回数について
細かな設定があるから, 一覧で確認しておきましょう.

▼ 栄養食事指導料の算定条件

	外来栄養 食事指導料1, 2	入院栄養食事指導料 1, 2	集団栄養 食事指導料	在宅患者訪問栄養 食事指導料1, 2
点数	1(初回260点, 2回目※1) 2※2(初回250点, 2回目190点)	1は初回260点, 2回目200点, 2はそれぞれ-10点	80点	1(イ530点, ロ480点, ハ440点) 2※2(イ510点, ロ460点, ハ420点)
医師から管理栄養士への指示	医師の指示に基づき熱量, 熱量構成, たんぱく質, 脂質, その他栄養素の量, 病態に応じた食事の形態等, 具体的な献立等によって行うこと.			
管理栄養士	常勤でなくてもよい(非常勤でも可能).			
適用となる指導	p19で示した特別食 ＋ ●高度肥満症(肥満度が＋40%以上またはBMIが30以上)の患者に対する治療食 ●高血圧症の患者に対する減塩食(塩分の総量が6g未満のものに限る) ●小児食物アレルギー患者※に対する小児食物アレルギー食 　(ただし, 集団栄養食事指導料としての加算は不可) ●尿素サイクル異常症食, メチルマロン酸血症食, プロピオン酸血症食, 極長鎖アシル 　-CoA脱水素酵素欠損症食, 糖原病食 ※検査の結果, 食物アレルギーを持つことが明らかな9歳未満の小児に限る.			
時間	おおむね20分 (初回は30分) 以上	おおむね20分 (初回は30分) 以上	40分超	30分以上
回数	月1回 (初月のみ月2回可能)	入院中2回 (ただし週1回まで) たとえば, 金曜日に1回目, 月曜日に2回目でもOK	患者1人につき 月1回 (入院患者は 入院期間中に 2回を限度)	月2回 knock knock ! ×2
備考	●患者ごとにその生活条件, 嗜好を勘案し, 食品構成に基づく食事計画案または少なくとも数日間の具体的な献立を示した栄養食事指導せんまたは食事計画案を交付. ●外来化学療法を実施している悪性腫瘍を有する患者に, 外来化学療法加算連携充実加算の施設基準に該当する専任の常勤管理栄養士が具体的な献立を提案するなど月2回以上の指導を対面で行った場合に限り, 2回目に200点を算定する. この場合, 時間の要件はない.	●次ページの 「コメント」参照.	●入院中の患者, それ以外の患者(外来, 在宅患者)が混在していてもよい. ●1回患者人数は15人以下を標準とする.	●食事の用意や摂取等に関する具体的な指導とする. ●指導に要した交通費は患家が負担. ●単一建物に診療患者が1人の場合はイの点数を, 2～9人の場合はロの点数を算定する. イおよびロ以外の場合はハを算定する.

※ 集団栄養食事指導料と外来栄養食事指導料または入院栄養食事指導料は, 同一日にあわせて算定することができる.
※1 対面で行った場合200点, 情報通信機器を用いた場合180点
※2 診療所において, 日本栄養士会または都道府県栄養士会が運営する栄養ケア・ステーションや他の医療機関に所属する管理栄養士が当該保険医療機関の医師の指示に基づき対面で栄養指導を行った場合に算定できる.
※3 2020年診療報酬改定により, 診療所における外来栄養食事指導料および在宅患者訪問栄養食事指導料について該当の保険医療機関以外, すなわち他の保険医療機関または栄養ケア・ステーションの管理栄養士が栄養指導を行った場合も算定の対象となった.

comment

入院栄養食事指導料2の対象は有床診療所（19床以下）となり，その有床診療所に直接雇用されていない，他の医療施設や栄養ケア・ステーションの管理栄養士が行った場合のみ算定されます．

 細かく決まっているんだね．

 そうなの．時間のあるときに確認しておいてね．

 了解！　いやー，中身が濃い1日だったなぁ．
まだまだ知らないことばかりだけど，
管理栄養士さんの活躍を見ていたら，
私も頑張ろうって思えたわ．これからが楽しみ！

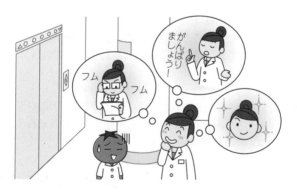

 活躍するためにも，
これから一緒に勉強していきましょうね．

 はい！　よろしくお願いします！

☐ 食事せんとは，医師から発行された栄養管理指示書のことで，管理栄養士はこれをもとに食事を提供する．(p4〜5)

☐ 入院時食事療養とは，適切な食事提供は医療の一環であるという考えから，食事代の一部を診療報酬が負担することである．(p16)

☐ 特定の疾患がある患者のために提供される治療食を特別食といい，基本の食事の構成を変え，追加料金をした食事を特別メニューという．(p18, 20)

☐ 問題志向型診療記録（POMR）は患者の情報や問題を医療従事者で共有するための共通の記録方式のことで，問題志向型システム（POS）の考え方に基づいている．記録の一部には叙述的記録（SOAP）を用いる．(p22〜26)

☐ 栄養食事指導料は条件を満たす患者に対して，医師の指示に基づき管理栄養士が栄養指導を実施した対価として与えられる診療報酬のことである．(p30,32)

国試にチャレンジ

この章を読むと解けるようになる国試問題が別冊に収録されています．章の内容が理解できているか，チェックしてみましょう！

別冊 p.2 へ

QB・RBを活用しよう

この章と関連した問題集『クエスチョン・バンク』，参考書『レビューブック』のページを下記のQRコードで確認しましょう！

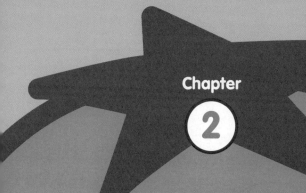

Chapter 2

栄養管理とは

病院ではたらく管理栄養士には，適切な栄養管理を行う力が求められます．スクリーニングから評価までの栄養管理の流れと，各指標のアセスメント方法を確認していきましょう．

入院→栄養管理の流れ

 明るくて清潔な病棟ね〜
あ，病室にもF管理栄養士がいる！
患者さんと何かお話しされているわね.

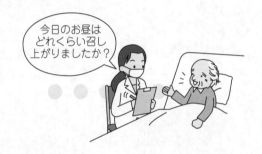

今日のお昼は
どれくらい召し
上がりましたか？

昨日入院された患者さんの栄養管理計画書を
書いているところみたいね.
栄養管理計画書は，栄養不良状態だったり，
治療食が必要だったりと，特別な栄養管理が
必要な患者さん向けに作成されるものなの.

▼ 栄養管理の流れ

入院時に，入院診療計画書を作成
するために，各種検査を実施する

医師・看護師・管理栄養士
の３者により，特別な栄養管理
が必要かを決定 ── 必要ない場合 ──→ 通常の入院治療

── 必要な場合 ──

医師，看護師，管理栄養士などによる
栄養管理計画書の作成

入院中，p42 の流れに
沿って栄養管理を進める

特別な栄養管理が必要と判断された患者さんのうち，栄養状態が特に
懸念される患者さんは，NST（３章参照）が栄養治療の方針を検討します

Chapter
2
栄養管理とは

 ふむふむ．栄養管理計画書には，
どんなことが書かれているの？

 実際に見せていただきましょう．

▼ 栄養管理計画書の記入例

ID 2832
氏名 メディック光男 殿 (男)・女)
1942 年 6 月 8 日生 (76 歳)
入院日 2018年7月1日
診断名 (主病名)#1 肺炎 #2

計画作成日 2018 年 7 月 2 日
病棟 501
担当医師 ◯◯敬一
担当管理栄養士 ○○陽子

■入院時栄養状態に関するリスク（身長 163 cm　体重 48.5 kg　BMI 18.3 ）

| 食事摂取状況 | 主食 (3 割)　　副食 (5 割) |

| 身体状況 | □るいそう　□肥満　□摂食障害 (拒食・過食)　□嚥下障害　□糖尿病
□脂質異常症　☑高血圧　□心疾患　□腎疾患　□肝疾患
□精神障害　□その他 ( ) |

p51 をチェックしてね　　　p295 で説明します

■栄養状態の評価と課題

□適正
□過剰栄養
☑低栄養 (軽度)・中度・重度)

総たんぱく質	6.3	g/dL	AST	31	IU/L
Alb	3.8	g/dL	ALT	27	IU/L
HbA1c	5.8	%			

■栄養管理計画

目標 ☑低栄養状態の改善 □生活習慣の改善 □経口摂取への移行 □栄養状態の維持
特記事項 (食事を楽しんでもらえるようにする) □特になし

■栄養補給に関する事項

【栄養必要量】
基礎代謝量 (BEE) : 1,075 kcal
推定エネルギー 1,750 kcal
必要量
たんぱく質必要量: 80 g
水分: 1,200 mL
塩分制限：☑なし □あり

栄養補給法については3章で説明します

【栄養補給法】
☑経口　□経腸栄養
【嚥下調整食の必要性】
☑なし □あり (学会分類コード:)
【食事内容】
常食
【留意事項】(禁止食品、食形態、アレルギー食品など)

■栄養食事相談に関する事項

入院時栄養食事指導の必要性	□なし	☑あり (内容	実施予定日 7 月 3 日)
栄養食事相談の必要性	□なし	☑あり (内容	実施予定日 7 月10 日)
退院時の指導の必要性	☑なし	□あり (内容	実施予定日 月 日)

■その他栄養管理上解決すべき課題に関する事項

■栄養状態の再評価の時期　実施予定日： 7 月 15 日

■退院時および終了時の総合評価

□経過良好　□経過不良　□ケアプランへ　□転院先への情報提供
□特記事項 ( )

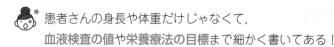 患者さんの身長や体重だけじゃなくて，
血液検査の値や栄養療法の目標まで細かく書いてある！

そうなの．栄養管理計画書は，患者さんの
栄養療法の進め方を決めるために必要なものよ．
患者さんの栄養に関わるデータは，
すべてこの計画書に記載されていると考えてね．

そんなに重要なものなんだね．
計画書の内容は，管理栄養士が全部記入するの？

いいえ，たとえば血液検査の結果などは看護師さんや
検査科の技師さんなどが入力してくれているわ．
「栄養管理」というと管理栄養士ばかりが注目されるけれど，
実際は医療に関わる多くの職種が連携しているの．

▼ 代表的なメディカルスタッフ

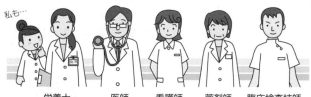

私も…

| 栄養士・管理栄養士 | 医師 | 看護師 | 薬剤師 | 臨床検査技師・臨床工学技士 |

 リハビリテーションで中心的な役割を担う
理学療法士（PT）さん，作業療法士（OT）さん，
言語療法士（ST）さんとの連携も重要です

PT : physical therapist（理学療法士）
OT : occupational therapist（作業療法士）
ST : speech therapist（言語療法士）

comment

医療に関わる仕事を総称して「メディカルスタッフ」といいます．管理栄養士以外にも，医師，看護師，薬剤師，検査技師，ソーシャルワーカーなど，さまざまな職種がメディカルスタッフにあてはまります．

 そうなんだ！

ちなみに，栄養管理計画は，医師が決めた治療方針に沿って，スタッフが協力して作成するの．
栄養管理計画書には，こうして決定した
栄養ケアの計画が記載されているのよ．

 栄養管理計画書って，重みがあるものなんだなぁ．
その計画書を作成するメンバーの一員なんだから，
管理栄養士は病院でも期待されているんだね．

そうよ．管理栄養士は期待されているわ．

 でも，よく考えたら私，まだ栄養管理計画書も書けないわ
……．

じゃあ，計画書の作成に必要な検査や身体計測の様子を
見学させていただきましょう．

 はい！

comment

栄養管理を実施する際には，対象の患者さんに対する栄養管理や栄養教育だけでなく，患者さんのご家族への栄養教育も行う必要があります．また，作成した計画について，患者さんご本人の同意を得る必要があります．

栄養管理の流れ

そもそも，**栄養管理**ってどんなことをすると思う？

うーん，患者さんの状態に合わせて適切な食事を
提供することかしら？

半分正解，半分不正解ね．
確かに患者さんに合わせて食事を提供するのは
大事なことだけど，それだけでは不十分だわ．

どういうこと？

栄養管理とは，患者さんに適切な栄養を提供するだけでなく，
その後の変化を確認して改善に向かうよう
継続的に管理していく一連の流れのことなのよ．
詳しくみてみましょう．

▼ 栄養管理の流れ

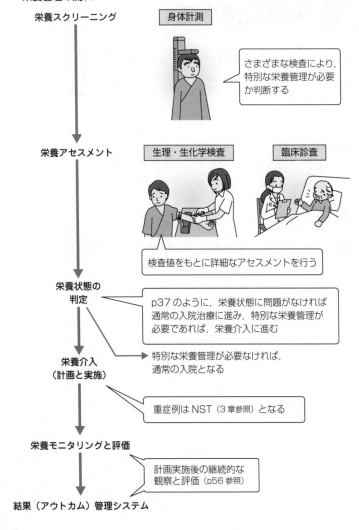

栄養スクリーニング

身体計測

さまざまな検査により，特別な栄養管理が必要か判断する

栄養アセスメント

生理・生化学検査

臨床診査

検査値をもとに詳細なアセスメントを行う

栄養状態の判定

p37 のように，栄養状態に問題がなければ通常の入院治療に進み，特別な栄養管理が必要であれば，栄養介入に進む

栄養介入（計画と実施）

特別な栄養管理が必要なければ，通常の入院となる

重症例は NST（3 章参照）となる

栄養モニタリングと評価

計画実施後の継続的な観察と評価（p56 参照）

結果（アウトカム）管理システム

これにあてはめると，適切な食事を提供することは
広い意味では栄養管理に該当しそうだけど，
栄養介入が必要な患者さんには，
モニタリングや評価までを実施して
はじめて「栄養管理ができている」といえるんだね.

そういうこと．栄養管理を実施することで，
病状の改善や，入院期間の短縮が期待できるのよ.

ふむふむ.

ちなみに，「栄養管理」は必ずしも食事だけに限らないのよ.
あらためて説明するけれど，経腸栄養や静脈栄養によって
必要な栄養を補給することもあるわ (3章参照).
一応覚えておいてね.

了解．うーん，
栄養管理の各段階について，詳しく教えてくれない？

もちろん！
まず，スクリーニングでは身体計測などを通して，
特別な栄養管理が必要かをチェックするの.
次の栄養アセスメントについては，
もう少し詳しく説明するわね.

comment

SGA（主観的包括的アセスメント）は栄養障害のスクリーニングに用いられる評価方法．身体計測値や生化学検査を用いずに，問診と病歴，身体活動や理学的所見から評価者が患者の栄養状態を主観的に評価する方法です．

栄養アセスメント

最初に断っておくと，「アセスメント」というのは，
とても幅広い考え方なの．患者さんの状態を
細かくチェックすることは，
すべてアセスメントに含まれるといえるわ．
ここでは，以下の3つに絞って説明するわね．

▼　栄養アセスメントの主な指標

身体計測	生理・生化学検査	臨床診査

 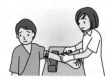 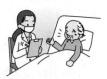

comment

身体計測は，スクリーニングの際に実施するものも一部あります．

身体計測って，健康診断でやるのと似ているの？

 似ているものもあるけれど，健康診断よりもくわしいわ．
身体計測で確認する主なものは以下の通りよ．

▼ 身体計測で確認する主な指標

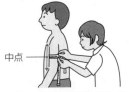

中点

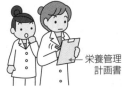

栄養管理
計画書

・筋肉量・皮下脂肪量の変化（減少）
・活動量の確認　・疲れやすさ
・握力や脚力の低下　など

・体重変化の割合
・食事摂取量の変化の有無と程度
・BMI の変化

> スクリーニングで測定できた指標は，アセスメントの段階で
> よりくわしく確認していきます

 確かに，筋肉量や皮下脂肪量を測ったり，
体重やBMIの変化も確認したりしてて，くわしいんだね．

ここでは特に，筋肉量の減少についてみていきましょう．

そもそも，筋肉量が減ることはなぜまずいんだろう？

人間は，エネルギーを脂肪として貯蔵しているから，
エネルギーが足りないときは，脂肪を燃やして活用するの．

Chapter

2

栄養管理とは

それに対して，筋肉は，普段から体を支えたり，
運動のために用いられたりしているわよね．

▼　筋肉（骨格筋）の役割

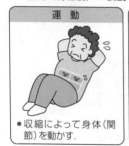

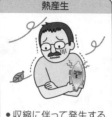

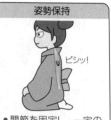

運　動	熱産生	姿勢保持
●収縮によって身体（関節）を動かす．	●収縮に伴って発生する熱で，体温を維持する．	●関節を固定し，一定の姿勢を保持する．

それだけじゃないのよ．
寒い環境では脳からの司令でふるえを起こして熱を産生するし，
脂肪を分解しても足りないくらいの低栄養状態が長期間続くと，
筋肉が分解されてエネルギーとして利用されたりするの．
だから，筋肉が減るということは，
エネルギーが足りなくて，泣く泣く筋肉を分解しながら
生きている状態といえるのよ．

それって相当まずいわよね……．

そうなの．だから，筋肉量を測定して，
状態を確認する必要があるの．
ちなみに，測定方法は色々あるのよ．

▼ 筋肉量の算出方法

①上腕三頭筋皮下脂肪厚と上腕周囲長を計測する

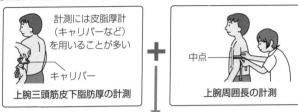

計測には皮脂厚計
（キャリパーなど）
を用いることが多い

キャリパー

上腕三頭筋皮下脂肪厚の計測

中点

上腕周囲長の計測

②上腕筋囲長を以下の式から算出

上腕筋囲長（cm）＝上腕周囲長（cm）－π×上腕三頭筋皮下脂肪厚（cm）
　　　　　　　＝上腕周囲長（cm）－0.314×上腕三頭筋皮下脂肪厚（mm）

③上腕筋面積を以下の式から算出

上腕筋面積（cm²）＝上腕周囲長（cm²）÷4π

ちなみに，下腿周囲長をもとに筋肉量を推定することも可能です

📝 **国試ひとくちメモ**

体脂肪量を推定する方法：筋肉量の推定に用いる上腕三頭筋皮下脂肪厚
は，体脂肪量の推定にも用いることができます．同様に，肩甲骨下部皮下
脂肪厚を用いることも可能です．（16123-2）

筋肉量は基本的にはこのように
身体計測によって算出するんだけど，
筋肉の分解が進んでいるかについては，
実は尿から推定することもできるの．

えっ，そうなの？

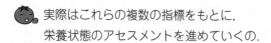 ええ．筋肉で代謝される物質をもとに，
「クレアチニン身長係数」と「尿中3-メチルヒスチジン」
という指標があるの．一応知っておきましょう．

▼ クレアチニン身長係数

・クレアチニン身長係数とは，標準体重の場合に尿中に排泄されるクレアチニン量と，実際に尿中に排泄されたクレアチニン量の比のことです．以下の式で計算します．

〔24時間尿中クレアチニン排泄量（mg/日）÷標準体重（kg）×クレアチニン係数*〕×100
＊男性：23mg/標準体重kg，女性：18mg/標準体重kg

・クレアチニンの尿中排泄量は，ほぼ筋肉の総量に比例するため，クレアチニン身長係数の増減は，筋肉量の増減と比例すると考えられます．

▼ 尿中3-メチルヒスチジン

・筋肉で代謝されるたんぱく質の量を反映する指標です．筋肉でのたんぱく質の分解が進むと，この値は増加します．低栄養など，筋肉中のたんぱく質の異化状態の把握に用いられます．

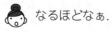 実際はこれらの複数の指標をもとに，
栄養状態のアセスメントを進めていくの．

なるほどなぁ．

身体測定は，一見「そこを調べて推定できるの？」
というものもあるから面白いのよ．
たとえば，寝たきりなどで身長が測れない患者さんは，
膝の高さと年齢から身長を推定することができるの．

▼　患者さんの状態によって測定方法も変える

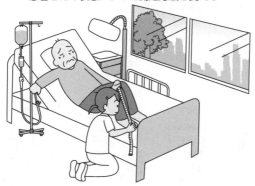

膝の長さ（膝〔下〕高）の測定と年齢をもとに，
身長の推定が可能です

 そんなこともできるんだ！

 それじゃあ今度は，
生理・生化学検査を確認していきましょう．

 よろしくお願いしまーす！

エネルギー検査から
血液検査まで

 生理・生化学検査って，なんだか広範囲なイメージね.
具体的にはどんな検査があるの？

 患者さんの状態に応じて，血液検査など
いろいろな検査を行うわ.

▼ **主な生理・生化学検査**

21082-2

 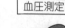

| 血液検査 | 尿検査 | 血圧測定 | 心拍測定 |

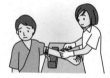   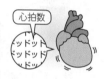

私も健康診断でひと通りの検査は受けたことがあるわ.

そうね．ただ，血液検査の項目はさまざまで，
患者さんの抱える疾患によって
注目すべき項目が変わってくるの.
今回はたんぱく質関係の指標に絞ってみていくわ.
Wさんを例に考えていきましょう.

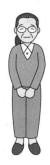

Wさん

63歳　女性

ここ数カ月食欲不振や嘔吐,倦怠感が続いており,体重も急激に減少したため受診した.胃がんと診断され,あさって胃の亜全摘手術を受ける予定.

身長155cm,体重43kg(6カ月前に比べ－7kg).BMI 17.9kg/m²（低体重）.

検査項目	基準値	現在
上腕筋囲長	20.89±2.80（cm） （60〜64歳女性）	14.5cm
ヘモグロビン	11〜16g/dL （女性）	7.2g/dL
血清総たんぱく質	6.5〜8.0g/dL	5.4g/dL
アルブミン	4.5〜5.5g/dL	3.6g/dL
プレアルブミン （トランスサイレチン）	22〜34mg/dL （女性）	18mg/dL
クレアチニン	0.5〜0.9mg/dL （女性）	0.7mg/dL
総コレステロール	≦220mg/dL	121mg/dL

Chapter

2

栄養管理とは

📝 国試ひとくちメモ

基準値（基準範囲）:基準値は,健常者（心身に障害のない健康な人）の判定値の95%が含まれる範囲を指します.（15031-1）

前のページの検査項目の中で，たんぱく質の
栄養状態に関係するのはどれか分かるかしら？

血清総たんぱく質と，アルブミンもそうかな．
あれっ，でも，プレアルブミンというのもある……．

ちょっと意地悪な質問だったわね．
今挙げてくれた3つの項目は，
すべてたんぱく質に関係するの．

そうなんだ！　でも，たんぱく質に関連する指標を，
なぜいくつも確認する必要があるの？

患者さんの栄養状態の低下が，
どの程度の期間続いているかを知るために必要なの．
物質の半分の量が消失するのに要する時間を
半減期（生物学的半減期）というんだけど，
半減期は物質によって長短の違いがあるから，
これを利用して栄養状態の把握に用いるの．

じゃあ，たとえば血清アルブミンや
血清プレアルブミン（トランスサイレチン）は，
半減期にどんな違いがあるの？

まとめてみてみましょう．

▼ **主な血清たんぱく質の指標**

17075-1 17117-3

| レチノール結合
たんぱく質
(RBP) | ※トランス
サイレチン
(TTR) | トランス
フェリン
(Tf) | 血清
アルブミン
(Alb) |

〈半減期〉

短い ⟵　　　　　　　　　　　　　　　⟶ 長い

最近のたんぱく質の栄養状態を把握するには RBP や
TTR を，長期的なたんぱく質の栄養状態を把握するには
Alb を確認します

※プレアルブミン

| comment |

急速代謝回転たんぱく質（RTP）は血清アルブミンよりも半減期が短いト
ランスフェリン，トランスサイレチン（プレアルブミン），レチノール結
合たんぱく質を総称した言葉です．アルブミンよりも短期間の栄養状態
の変動を把握することができます．

Chapter
2

栄養管理とは

Wさんの指標をみてみると…….
半減期が長い血清アルブミンも,
半減期が短い血清プレアルブミンの数値も低いんだ.

(p53参照)

つまり, ある程度の長期間における
栄養状態の低下が示唆されるのよ.
今回はたんぱく質関連の指標のみを確認したけれど,
実際はより幅広い指標を確認しながら,
治療指針を決めていくの.

なるほどなぁ. 勉強すること, これからも多そう.
でも, 分からなかったことが理解できるのって楽しい！

一緒に学んでいきましょうね.

国試ひとくちメモ

C反応性たんぱく質（CRP）：栄養状態の把握に用いられるたんぱく質の指標以外に, 炎症を確認するための指標もあり, 特に有名なのがC反応性たんぱく質です. 感染症により発熱したり, 組織が障害されたりすると, この値が急速に増加します.（21024-1）

CRP：C-reactive protein（C反応性たんぱく質）

モニタリングと評価

 あ，F管理栄養士が何かをチェックしているわ.
カルテかな？

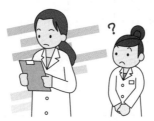

あれは看護師さんが記入する温度板というものよ.
患者さんのバイタルサイン（体温や血圧などの身体所見）や
投薬状況などが書かれているの.

どうして管理栄養士がその温度板を読んでいるの？

温度板には，患者さんの食事摂取量も記載されているのよ.
F管理栄養士は，患者さんの食事摂取量を
確認しているみたいね.

▼ 温度板の概要

病室 (606)　患者名 (E さん)

	5/1	5/2	5/3	5/4	5/5	…
BT※(体温)	36.2	36.4	36.4	36.2	36.4	…
BP※(血圧)	112/64	114/64	118/66	114/62	112/64	…
P※(脈拍)	62 回 / 分	62 回 / 分	63 回 / 分	63 回 / 分	62 回 / 分	…
食事量 (主 / 副) 朝	10/10	10/10	8/10	10/10	8/10	…
昼	8/10	10/10	10/10	10/10	10/10	…
夜	10/10	8/10	10/10	8/10	10/10	…
	⋮	⋮	⋮	⋮	⋮	

へぇ～

この病院では，入院患者さんの食事摂取量を
10 段階で評価しているの

※BT：body temperature．BP：blood pressure．P：pulse.

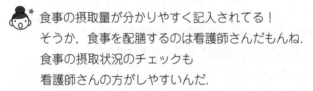

食事の摂取量が分かりやすく記入されてる！
そうか，食事を配膳するのは看護師さんだもんね．
食事の摂取状況のチェックも
看護師さんの方がしやすいんだ．

そういうことね．管理栄養士は，温度板をもとに，
より細かく栄養素の不足量などを確認するのよ．
ちなみに，提供した食事の摂取状況の
チェックは，モニタリングのひとつなの．

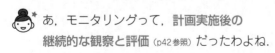

あ，モニタリングって，計画実施後の
継続的な観察と評価 (p42参照) だったわよね．

そう．たとえばこのEさんは，提供された食事の
8〜10割を摂取されていることが分かるわ．

いくらいろいろな角度からアセスメントを行って，
患者さんに適した食事を提供していても，
食べてくれなければ栄養状態は悪くなるわね．

だから，提供するだけじゃなく，モニタリングが大事なの．
ちなみに，温度板はすべての入院患者さんに
個別で作成されているから，
一人ひとりの食事摂取状況を把握することが可能なのよ．

| comment |

日常的にすべての患者さんのモニタリングを行う必要はありません．栄養
状態が懸念される患者さんについて，重点的なモニタリングを行います．

食事摂取量で気になることがあったらどうするの？

たとえば，気になる患者さんの病棟を担当する
看護師さんに患者さんの様子を伺ったり，
管理栄養士が患者さんを訪ねたりして，
食事の提供の仕方を変えた方が良いかどうかを検討するの．

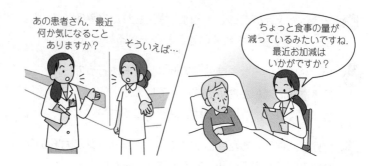

管理栄養士と患者さんの距離って,
思っていたよりずっと近いんだね.
温度板,ちゃんとモニタリングできるようにしなくちゃ.

ちなみに,モニタリングと密接に関わるのが「評価」よ.
ここでいう「評価」とは,
<u>栄養管理計画書で設定した目標の達成具合に応じて,</u>
<u>栄養補給の方法や目標を見直す</u>ということなの.

評価を行った後には,どんなふうに変更を行うの?

たとえば,こんなことが考えられるわね.

▼ 評価と栄養療法の修正（例）

Aさん
胃がん全摘後2週間.
食事摂取量は8割以上
継続的に摂れている

Bさん
子宮頸がん治療中.
食欲がなく，提供する食事を
2割程度しか摂れていない

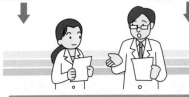

治療方針をあらためて検討

全粥食と栄養療法を
継続

「提供された食事を見るのがつらい」
というご本人の意見を尊重し，食べられ
そうなプリンやゼリーなどのみを提供し，
食欲の回復を待つことに

なるほど．患者さんの状況によって
臨機応変に栄養療法も修正するんだ．
きめ細かく患者さんをケアしているんだなぁ．

あなたにもできるかしら？

もちろん！
私も，患者さんに頼ってもらえる管理栄養士になるんだから！

どれくらいのエネルギーが必要?

 ねぇねぇ,ちょっと聞きたいことがあるんだけど…….

 あらたまってどうしたの?

 入院しているIさんの栄養管理計画書に
推定エネルギー必要量っていう項目があるのに
気づいたんだけど,あれはどうやって決めているの?
エネルギーの必要量については
教えてもらったことがあるけど,
臨床でどう必要量が決まるかは勉強していなかったの.

推定エネルギー必要量の算出には,
まず基礎代謝の量を求める必要があるわね.

基礎代謝についても，一応もう一度教えてくれる？

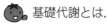 基礎代謝とは，
「身体的，精神的に安静な状態で，生命を維持するのに必要な，生理的に最小のエネルギー代謝量」 と考えておきましょう．
エネルギー必要量は，この基礎代謝をベースに算出するのよ．

 臨床では，基礎代謝の量はどうやって求められるの？

基礎代謝の量を正確に測定するためには
大がかりな装置が必要になるから，
臨床では**ハリス・ベネディクト**の式に基づいて
推定することが多いわ．

| comment |

臨床の場では，簡便な方法として，体重あたり25〜30 kcal／日を基準とし，ストレスの程度に応じてエネルギー必要量を算出する場合がある．

▼ ハリス・ベネディクトの式

男性	66.5＋13.75×体重（kg）＋ 5.0×身長（cm）－6.75×年齢（歳）
女性	665.1＋9.56×体重（kg）＋ 1.84×身長（cm）－4.67×年齢（歳）

 Iさんは身長162 cm，体重45 kgで44歳の女性だから，
基礎代謝の量は…

655.1＋9.56×45（kg）＋1.84×162（cm）－4.67×44（歳）

＝655.1＋430.2＋298.08－205.48

＝1,178（kcal）になるわね．

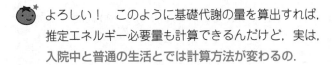 よろしい！　このように基礎代謝の量を算出すれば，
推定エネルギー必要量も計算できるんだけど，実は，
入院中と普通の生活とでは計算方法が変わるの．

 どうして？

健康な人では，基礎代謝量に身体活動レベルを
掛ければ推定エネルギー必要量を算出できるの．
でも，入院中は患者さんの状態によって
活動係数とストレス係数という2つの係数を用いるのよ．

21128-3

▼ 推定エネルギー必要量の算出方法

<table>
<tr><td rowspan="4">健康な成人</td><td colspan="2">基礎代謝量（kcal/日）×身体活動レベル（PAL）により算出.</td></tr>
<tr><td colspan="2">1日のエネルギー消費量を1日あたりの基礎代謝量で除した指数のこと.「日本人の食事摂取基準」（2020年版）では, 成人は以下の3段階に区分されている.</td></tr>
<tr><td>

低い（Ⅰ）	1.50* （1.40〜1.60）
ふつう（Ⅱ）	1.75* （1.60〜1.90）
高い（Ⅲ）	2.00* （1.90〜2.20）

</td><td>
基礎代謝について詳しくは1巻10章で説明しています</td></tr>
<tr><td colspan="2">＊代表値.（　）内はおよその範囲.</td></tr>
</table>

臨床の場	基礎代謝量（kcal/日）×活動係数×ストレス係数　により算出.

▼ 主な活動係数※

活動内容	係数
寝たきり	1.0〜1.1
ベッド上安静	1.2
ベッド以外での活動	1.3

▼ 主なストレス係数

病態	係数
発熱	36℃から1℃上昇ごとに0.2増加
がん	1.1〜1.3
感染症	1.2〜1.8
手術	1.2〜1.8

※健常時と同じように活動できる場合は, 状況により身体活動レベルと同程度（1.50〜2.00）の係数を用います.

| comment |

手術は身体への負担が大きいため, 術後は回復のためにエネルギーの必要量が増加します. 一方, 寝たきり状態の患者さんなどではエネルギー必要量が減少します.

Chapter 2 栄養管理とは

Iさんは入院中だから，基礎代謝量のほかに活動係数とストレス係数を明らかにする必要があるわね．

Iさんの状態はどうかしら？

ベッド上で安静にしていることが多くて，
38℃ぐらいの熱があると聞いたわ．

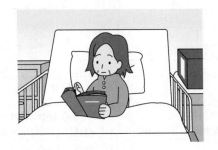

ベッド上安静の方は，活動係数が1.2と考えていいわ．
ストレス係数は37℃では1.2程度，
38℃では1.3～1.4程度と考えておけばよいわ．

了解．Iさんの基礎代謝量は1,188kcalだから，
推定エネルギー必要量は
1,188 × 1.2 × 1.3～1.4=1,853～1,996kcalね．

およその数値でよいから,
この場合は1,900 kcal/日としましょう.
Iさんの場合,この推定エネルギー必要量を満たす
食事を提供するということがポイントね.

常食は1,950 kcalぐらいなんだけど,
ちょっと減らして提供した方がよい?

主食を少し減らして調整してもよいわね.
ただ,厳しい制限がある患者さんでなければ,
そこまで神経質になる必要はないわよ.
体重をモニタリングしながら,
調整していきましょう.

Chapter

2

栄養管理とは

了解！
きちんとモニタリングして，
設定した栄養が摂れているかも確認するわね．

栄養管理の重要性が分かってきたみたいね．
これから一緒に頑張っていきましょう！

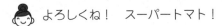 よろしくね！　スーパートマト！

| comment

安静時のエネルギー消費量は，間接熱量測定計を用いて測定することも
できます．

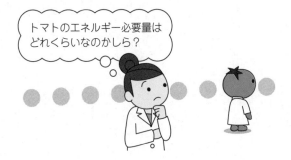

トマトのエネルギー必要量は
どれくらいなのかしら？

静的アセスメントと動的アセスメント

　栄養アセスメントには，長期間の栄養状態を評価する静的栄養アセスメントと，短期間の評価をする動的栄養アセスメントがあります．

　これら2つのアセスメントは，明確に区分できるものではありませんが，「経時的」という見方でアセスメントを分類すると，以下のようになります．1つの目安として確認しておきましょう．

▼　静的アセスメントと動的アセスメント

種　類	静 的 ア セ ス メ ン ト	動 的 ア セ ス メ ン ト
目 的	初回の身体計測評価や栄養スクリーニングなど	栄養療法の効果の評価を含めた，栄養状態の変化の評価など
内 容	普遍的な栄養状態を評価し，摂取した栄養素の過不足や疾患特有の栄養状態の異常を判定すること．短期間ではあまり変化しないことが特徴． 指標 ●身体測定（身長，体重，皮下脂肪厚など） ●免疫能（末梢血総リンパ球数など） ●生物学的半減期が長い臨床検査項目（血清アルブミン，血清セルロプラスミン）など	栄養療法による栄養状態の改善，疾患に対する治療効果の判定やモニタリングをすること． 指標　いずれも経時的な測定評価が重要！ ●プレアルブミン（トランスサイレチン） ●レチノール結合たんぱく質 ●トランスフェリン ●骨格筋力（握力，背筋力） ●呼吸筋力（肺活量） ●窒素出納 ●たんぱく質代謝 ●エネルギー代謝動態　など

栄養ケア・マネジメントと栄養管理プロセス

　栄養ケア・マネジメントは，栄養管理を実施して，栄養状態の改善を目指すための一連の流れのことです．①栄養スクリーニング（問題のある患者の抽出），②栄養アセスメント（栄養状態を把握し問題点を抽出），③栄養ケア計画・実施，④モニタリング・評価（栄養の状態を確認・再検討）で構成されています．

　栄養管理プロセス（Nutrition Care Process：NCP）は，より質の高い栄養管理を実施して，栄養状態の改善を目指すための一連の流れのことです．栄養管理システムや用語・概念の国際的な統一を目指し，アメリカ栄養士会の提案で始まりました．

　栄養ケア・マネジメントと異なり，栄養管理プロセスでは栄養診断を導入しています．栄養診断を行うことで，栄養管理を行うプロセスの標準化，共通のコードによる情報共有，栄養問題の改善がスムーズに行われることが期待されています．

　従来の栄養ケア・マネジメントの考え方を改良して，国際的な基準を設けて作成されたものが栄養管理プロセスです．近年では日本栄養士会が，栄養管理プロセスの修得を推奨しています．

▼ 栄養ケア・マネジメントと栄養管理プロセスの関係

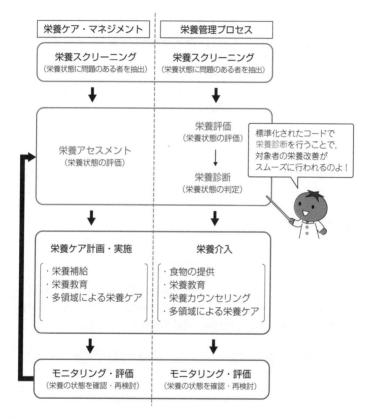

栄養ケア・マネジメント	栄養管理プロセス

栄養スクリーニング
(栄養状態に問題のある者を抽出)

栄養スクリーニング
(栄養状態に問題のある者を抽出)

栄養アセスメント
(栄養状態の評価)

栄養評価
(栄養状態の評価)
↓
栄養診断
(栄養状態の判定)

標準化されたコードで栄養診断を行うことで、対象者の栄養改善がスムーズに行われるのよ!

栄養ケア計画・実施
・栄養補給
・栄養教育
・多領域による栄養ケア

栄養介入
・食物の提供
・栄養教育
・栄養カウンセリング
・多領域による栄養ケア

モニタリング・評価
(栄養の状態を確認・再検討)

モニタリング・評価
(栄養の状態を確認・再検討)

Check it out!

覚えられましたか?

この章の重要事項を赤シートで隠してチェック!

☐ 栄養管理計画書は, 栄養ケア計画を医療従事者同士で連携して実施するために用いられ, 特別な栄養管理が必要な患者の情報が記載される. (p37～40)

☐ 栄養管理は, 栄養スクリーニング→栄養アセスメント→栄養状態の判定→栄養介入（計画と実施）→モニタリングと評価の流れで行う. (p42)

☐ 栄養アセスメントには, 身体計測, 生理・生化学検査などの生体検査で評価する方法と, 問診や病歴, 身体活動から主観的に評価をするSGA（主観的包括的アセスメント）や臨床診査がある. (p44)

☐ 急速代謝回転たんぱく質（RTP）とは, トランスフェリン・トランスサイレチン・レチノール結合たんぱく質の総称であり, アルブミンよりも短期間の栄養状態を示す. (p53)

☐ 静的アセスメントとは, 長期間の栄養状態を反映した身体計測や半減期の長い項目を指標とし, 動的アセスメントは短期間の栄養状態を反映した半減期の短い項目を指標としている. (p67)

国試にチャレンジ

この章を読むと解けるようになる国試問題が別冊に収録されています. 章の内容が理解できているか, チェックしてみましょう!

別冊 p.4 へ

QB・RBを活用しよう

この章と関連した問題集『クエスチョン・バンク』, 参考書『レビューブック』のページを下記のQRコードで確認しましょう!

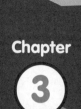

Chapter

3

NST／栄養補給法

病院で管理栄養士が活躍する場面のひとつに

NSTが挙げられます．多くの病院で導入され

さまざまな効果をもたらしているNSTの概

要と，患者さんの状態に合わせた栄養補給法

選択の重要性について学びましょう．

憧れのNST!

おはよ〜．ねぇねぇ聞いてトマト．
今日の午後，NSTカンファの見学があるの！
NSTって管理栄養士が活躍する憧れのチームだから，
ずっと見学したかったのよ．

それは良かったわね．
確かに，NSTを導入する病院は増えていて，
管理栄養士の活躍が期待されている分野でもあるわ．

うん．それで，昨日NSTについて予習しておいたの．
NSTって，「Nutrition Support Team」の略で，
栄養サポートチームっていう意味なんだよね．
って，そこまで勉強したら眠くなっちゃって……．

それで終わったら予習とはいわないわよ．

はい……．それでトマト大先生に
NSTの概要について教えてもらえないかな，と思って．

いいわよ．NSTは，医師，看護師，薬剤師，管理栄養士などの
メディカルスタッフがチームを組んで運営されるわ．
栄養面で特別なケアが必要な患者さん向けに，
共同で最適な治療法を提案・実行するのよ．

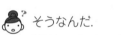

▼　NSTを構成する主なメンバー

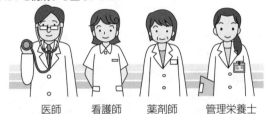

医師　　　看護師　　　薬剤師　　　管理栄養士

このほか，歯科医師や言語聴覚士，臨床検査技師などの
メディカルスタッフが配置されている NST もあります

そうなんだ．
NST って，いつ頃から広まったのかしら？

もともとはアメリカで確立されたものなんだけど，
日本でもこの15年ほどでNSTを設置している病院が
増加して，今では国内の1,300を超える病院に
設置されているわ〔令和3（2021）年8月現在〕．

そんなに多いんだ．すごーい！
でも，どうしてそんなに広まったの？

栄養管理の重要性が認められてきたことに加えて，
栄養管理実施加算が開始されたことも，
普及を促進した要因ね.
それに，平成22（2010）年には一定の条件を
クリアしたNST向けに，
栄養サポートチーム加算も新設されたのよ.

▼ 栄養サポートチーム加算（週1回，200点）

┌─ 常勤（いずれか1人は専従※）─┐

医師　　看護師　　薬剤師　管理栄養士

* ほかにも，歯科医師や臨床検査技師などの
　メディカルスタッフの配置が望ましい.
※ 平成30（2018）年度の診療報酬改定により，
　栄養サポートチームが診療する患者数が1日に
　15人以内である場合には，全員が専任で
　（＝専従者なしでも）OKとなりました.「専従」
　は栄養サポートチームについての業務のみを行
　うことで，「専任」はほかの仕事を少ししても
　OKという違いがあります.

┌─ 主な算定要件 ─┐

①対象患者に対する栄養カンファレンス
　と回診の開催（週1回程度）.
②対象患者に関する栄養治療実施計画の作
　成と，それに基づく適切な治療の実施.
③1日あたりの算定患者数は，1チーム
　につきおおむね30人以内とする.
④治療終了時または退院・転院時に治療
　結果の評価を実施. それをふまえてチー
　ムで指導を行い，記録・交付する.

栄養サポートチーム加算の対象となる患者

栄養スクリーニングで血中アルブミン値が 3.0g/dL 以下であり，栄養障害を有すると判定された患者	経口摂取または経腸栄養への移行を目的として，静脈栄養法を実施している患者	栄養サポートチームが栄養治療により改善が見込めると判断した患者
$Alb \leqq 3.0$ (g/dL)	経口摂取への移行を目的として，経腸栄養法を実施している患者	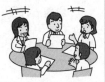

 加算が新設されて病院側のメリットが増えたことも，
NSTの普及を後押ししたんだね.

そうなの．このように栄養管理体制や
加算が充実してきた背景として，
栄養管理を充実させることで医療の質を向上させるとともに，
医療費の抑制につなげたいという国の意向も重要なの．
栄養科長に詳しく教えていただきましょう．

 lecture

NST導入による経済効果

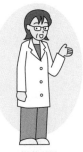

K栄養科長

　日本の医療費はここ数年40兆円を超える状態が続いており，年々増え続ける医療費の抑制が重要な課題となっています．このような状況で国が栄養管理体制の充実を推進し，さらに栄養サポートチーム加算が新設されたことは，適切な栄養管理が医療費の削減につながるということが認められた成果といえます．

　入院患者さんの多くが栄養不良状態であることは以前から指摘されており，そのため合併症を起こすリスクが高いと報告されていました．NSTが患者の栄養状態の改善に早期から積極的に取り組むことで，合併症の予防や，入院期間の短縮，予後の改善など，患者のQOLの向上とともに医療費の削減が期待されています．今後，NSTの介入による効果について検証が進めば，栄養管理の重要性についての認識がさらに広がる可能性もあります．

ふーん．栄養状態が懸念される患者さんに
早期からNSTが介入することで
栄養状態の低下を阻止して，合併症の発生を防いで，
それによって経済的な負担の発生も減らす……．
とっても合理的な考え方ね．

そうでしょ．NSTでは，栄養療法を行う際に
栄養補給の方法などについて
管理栄養士が意見を求められることも多いわ．
しっかり予習しておきましょう．

は，はい！　でも，実は私，栄養補給について
まだよく分かっていないんだよね……．

じゃあNSTカンファの見学の前に，
そこだけでもおさえておきましょう．

よろしくお願いします！

栄養補給の方法はさまざま

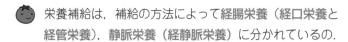
栄養補給は，補給の方法によって経腸栄養（経口栄養と経管栄養），静脈栄養（経静脈栄養）に分かれているの.

▼ 栄養補給の方法

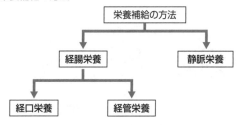

経口栄養と経管栄養は，経腸栄養にまとめられるのね.

そうなの．経口栄養と経管栄養はどちらも腸管を使う栄養補給法だから，経腸栄養法っていわれているのよ.

経口栄養は，いわゆる普通の食事のこと？

そうとは限らないわよ．ひと言で経口栄養といっても，常食や軟食（全粥食など），流動食のようにさまざまな種類があるわよね.

確かに．経口栄養でも患者さんの状態によって食事の形態を変更する必要があるんだった.

次の経管栄養は，経口での食事は十分摂れないものの
腸管の機能には問題がない患者さんに用いられる栄養補給法
なの.

▼ 経管栄養の方法

| 目安となる期間 | 短期（約4週未満） | 長期（約4週以上） |

経鼻経管栄養
（経鼻胃管，
経鼻十二指腸など）

経瘻孔栄養
（胃瘻，腸瘻など）

鼻からチューブを入れる方法と，胃瘻などを
造設する方法，どちらも経管栄養に含まれるんだね.
経管栄養を行う期間が長いケースでは，
経瘻孔栄養を行うと考えて良いの？

ええ. 経管栄養の実施が比較的短期間であれば
経鼻経管栄養を，長期間であれば経瘻孔栄養を選ぶことが
多いわ.

なるほどね.

ちなみに，胃の運動機能障害の有無や，
胃食道逆流の可能性，誤嚥性肺炎を起こしやすいかを
検討したうえで，経管栄養のチューブの留置先を
胃（幽門前）にするか
幽門後の空腸などにするかを判断するの.

▼ 胃の状態によってチューブの留置先は異なる

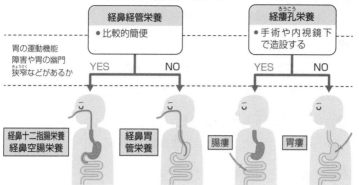

経鼻経管栄養
● 比較的簡便

経瘻孔栄養
● 手術や内視鏡下で造設する

胃の運動機能障害や胃の幽門狭窄などがあるか

YES　NO　YES　NO

経鼻十二指腸栄養
経鼻空腸栄養

経鼻胃管栄養

腸瘻

胃瘻

なるほど．ひとくちに「腸管を使う」といっても，患者さんの状態に応じた適切な方法があるんだ．じゃあ，静脈栄養はどうなんだろう．**腸を使わない栄養補給法だよね？**

そうよ．静脈栄養は，**消化管**を使用することなく，**血液中**に直接栄養素を補給する方法なの．

▼ 経管栄養と静脈栄養の違い

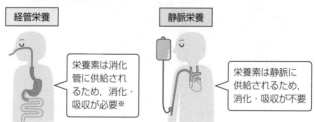

経管栄養

栄養素は消化管に供給されるため，消化・吸収が必要※

静脈栄養

栄養素は静脈に供給されるため，消化・吸収が不要

※栄養剤によっては消化がほとんど不要のものもある．

ちなみに，静脈栄養には，**中心静脈栄養**と
末梢静脈栄養という2つの方法があるの．

あ，ここは予習していたわ．
中心静脈栄養では，人間が必要とする主な
栄養素を十分補給することができるのよね．

そうね．しかも**数週間〜数カ月**の
長期間行うことができる栄養補給法なの．

栄養剤を，血液量が多くて血流が速い
中心静脈（上大静脈，下大静脈）に届けるんだよね．

そう．内頸静脈や鎖骨下静脈などに栄養剤を投与して，
中心静脈に届けるの．場所をくわしくみてみましょう．

▼　**内頸静脈と鎖骨下静脈**

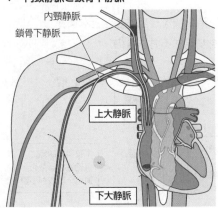

内頸静脈
鎖骨下静脈
上大静脈
下大静脈

大腿静脈や大伏在静脈
などの下肢の静脈を
用いることもある

ちょっと怖い部位だけど…….

 そうね. 実際, 合併症 (p96参照) に十分
注意する必要があるの. これは改めてくわしく説明するわ.

 了解. もう1つの末梢静脈栄養は,
腕の静脈を使用することが多いんだよね.

 ええ. 基本的に腕の静脈を使って栄養剤を投与するのよ.

▼ **末梢静脈栄養で使用する静脈**

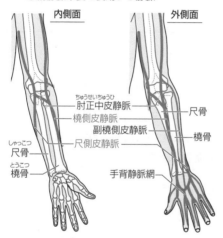

内側面

外側面

肘正中皮静脈（ちゅうせいちゅうひ）

橈側皮静脈

尺側皮静脈

尺骨（しゃっこつ）

橈骨（とうこつ）

尺骨

副橈側皮静脈

橈骨

手背静脈網

 この部分は事前にまとめていたの.
末梢静脈栄養は比較的簡単に始められるけど,
栄養素の供給量が少ないから,
短期間の使用が中心になるんだよね.

▼ 静脈栄養の種類と特徴

	末梢静脈栄養（PPN）	中心静脈栄養（TPN）
概　要	● 主に上肢の静脈を用いて，アミノ酸を含む糖電解質液を基本にビタミン製剤を加えて投与し，別途脂肪乳剤を用いて栄養補給を行う. ● 合併症が少なく手技も簡便だが，投与できるエネルギー量が少なく，長期間の栄養補給には不向きである.	● 血液量が多く，血流が速い中心静脈（上大静脈，下大静脈）に栄養剤を投与する. ● 末梢静脈栄養では投与できない高濃度，高浸透圧の薬剤を使用できるが，合併症が多い点には注意が必要である.
期　間	2週間未満の短期間	2週間を超える長期間
投与エネルギー量	600〜1,200 kcal／日程度	高カロリー輸液の投与が可能
合併症	● 静脈炎，血管痛 ※浸透圧の高い製剤（10%以上の糖電解質輸液剤やアミノ酸製剤）を投与すると起こりやすい.	● カテーテル挿入時の気胸，動脈穿刺（p101参照） ● カテーテル関連血流感染症（p101参照） ● 高血糖　など

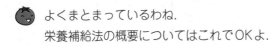 よくまとまっているわね.
栄養補給法の概要についてはこれでOKよ.

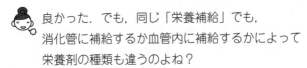 良かった. でも，同じ「栄養補給」でも，
消化管に補給するか血管内に補給するかによって
栄養剤の種類も違うのよね？

そうなの. それじゃあ今度は，
栄養剤について説明していくわね.

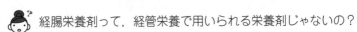 経腸栄養剤って，経管栄養で用いられる栄養剤じゃないの？

それだけじゃないのよ，
経口摂取への移行中や不足分の栄養を補うために
経口摂取されることもあるわ.

だから「経腸栄養で用いる栄養剤」なのね.

 そうよ. じゃあお話を戻すわね.
経腸栄養剤について, 何か知っていることはあるかしら？

経腸栄養で用いる栄養剤の特徴

 経腸栄養剤って, 人工濃厚流動食と,
天然濃厚流動食に分けられるんだよね.

▼ 人工濃厚流動食と天然濃厚流動食

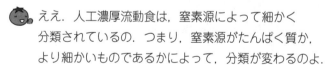

経腸栄養剤

── 人工濃厚流動食 ──
窒素源によって細かく
分類される（p84参照）

── 天然濃厚流動食 ──
天然の食品を原料にしたり,
常食をミキサーなどで砕い
たりして流動食にしたもの

 ええ. 人工濃厚流動食は, 窒素源によって細かく
分類されているの. つまり, 窒素源がたんぱく質か,
より細かいものであるかによって, 分類が変わるのよ.

 窒素源がポイントなんだ.
人工濃厚流動食はどんなふうに分類されるの？

人工濃厚流動食は，以下のように成分栄養剤と
消化態栄養剤，半消化態栄養剤に分類できるの．

▼ 経腸栄養剤（人工濃厚流動食）の分類

18118-1,2

人工濃厚流動食

	成分栄養剤	消化態栄養剤	半消化態栄養剤
特徴	栄養素を完全に消化した状態で配合	ほとんどの栄養素を消化した状態で配合	天然濃厚流動食を人工的にある程度分解した状態で配合
三大栄養素の配合	糖質：デキストリン たんぱく質：アミノ酸 脂質：ほとんどなし	糖質：デキストリンなど たんぱく質：低分子ペプチドなど 脂質：少量のサフラワー油など	糖質：デキストリンなど たんぱく質：大豆たんぱくなど 脂質：大豆油など
食物繊維	含まない	含まない	含むものが多い

窒素源は，アミノ酸だったりたんぱく質
だったりと分類によって異なります．

 なるほど．たんぱく質が一番細かく，
アミノ酸の状態になっているのが成分栄養剤なんだ．
細かい方が吸収されやすいなら，どの患者さんも
成分栄養剤を補給するわけにはいかないの？

 できればそれは避けたいわね．
半消化態栄養剤や消化態栄養剤には，
成分栄養剤よりも多くの脂質が含まれていて，
より常食に近いといえるのよ．
普段の食事に近いものの方が，風味も良いの．

そうなんだね. 分類の表をよく見てみると,
成分栄養剤は**脂質の含有量が少なかったり**して,
特殊な組成になっているんだ.

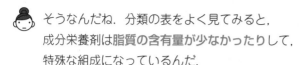 そう. だから, 長期間使用すると**必須脂肪酸**が
足りなくなるリスクもあるの. **食物繊維**を
含んでいなかったり, 注意が必要なのよ.

 なるほどなぁ.

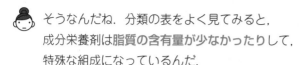 患者さんの消化吸収能に合わせて, ベストな栄養剤を
選んでいきたいわね. それと, 経腸栄養剤の形状に
ついてもおさえておきましょう.
経腸栄養剤には, **粉末**と**液体**, **半固形**のものがあるの.

▼　経腸栄養剤の形状

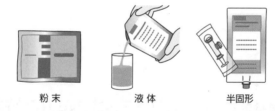

粉末　　　　　　　液体　　　　　　半固形

 形状の違いには, どんな意味があるの？

もともとは粉末や液状のものが多かったんだけど，
半固形にすることで，嘔吐や下痢などの症状を
減らしやすいことが分かってきたのよ．

へえー，そうなの！

ただ，半固形の栄養剤は，チューブが細いと
注入に大きな力が必要なためにトラブルが起きやすいの．
だから，たとえば経鼻経管栄養では使うことが少ないのよ．

患者さんの負担になるから，経鼻経管栄養では難しそう．
半固形栄養剤は，経瘻孔栄養向けの形状なんだね．

そうなの．栄養剤の形状の違いによる身体への影響は
まだ分かっていないことも多いから，
患者さんの様子をみながら検討していきましょう．

了解！

静脈栄養で用いる栄養剤の特徴

それじゃあ，静脈栄養ではどんな栄養剤を使うの？

実は，含有する栄養素や電解質によって
いくつも種類があるのよ．

▼ 静脈栄養で用いる栄養剤

糖・電解質液　　アミノ酸液　　脂肪乳剤

ビタミン製剤　　微量元素製剤

実際は，これらの栄養剤を組み合わせて投与するわ

末梢静脈栄養と中心静脈栄養とでは，
使用する栄養剤もやっぱり異なるのよね？

ええ．末梢静脈栄養では，主に糖・電解質液と
アミノ酸液を投与するの．ただ，末梢静脈栄養で
多量に栄養素を投与すると**静脈炎**が起こるから，
1日**1,200kcal**程度が上限となるわね.

▼ 静脈栄養で用いる栄養剤の比較

18119-1,2

	末梢静脈栄養（PPN）	中心静脈栄養（TPN）
投与エネルギー量	600～1,200kcal/日	制限なし （1,200～2,500kcal/日が多い）
浸透圧比	3まで（これより高いと静脈炎が起こりやすくなる）	制限なし（2～3が多い）
アミノ酸濃度	3%程度	制限なし
使用する輸液	・7.5～12.5%の糖・電解質液 ・アミノ酸加糖電解質液 ・10～20%の脂肪乳剤 ・総合ビタミン製剤 ・微量元素製剤	・グルコースを基本とする輸液 ・10～12%の総合アミノ酸製剤 ・10～20%の脂肪乳剤 ・総合ビタミン製剤 ・微量元素製剤

※上記以外に，体液のバランスの補正のために輸液を行うことがあります．等張性電解質輸液剤の
　ナトリウム濃度とクロール濃度はそれぞれ154mEq/Lです.
※浸透圧比は生理食塩水の浸透圧との比を表しています．生理食塩水の浸透圧比を1として，
　値が高いほど浸透圧が高いことを示します.
※脂肪乳剤はPPN，TPNの両者で投与が可能で，0.1g/kg/時での投与が推奨されています.

ビタミンB$_1$が不足すると乳酸アシドーシスやウェルニッケ脳症を起こすため，末梢静脈栄養ではビタミンB$_1$を配合した輸液を使用することが多くあります．（16118-5）

なるほどね．中心静脈栄養だったら，
1日に必要なエネルギーが投与可能なんだよね．

そうよ．だから，
グルコースを基本とする輸液に加えて，アミノ酸製剤や
脂肪乳剤，ビタミン製剤，微量元素製剤などの
栄養剤を組み合わせて投与すれば，栄養素の過不足を
起こさずに済むの．ただし，ある程度の期間であれば，
という条件がつくのよ．

えっ，だって，糖質にアミノ酸，脂質，ビタミン，
ミネラルなどの微量元素まで供給できるのよね？
どうして栄養状態に問題が起こるの？

中心静脈で用いる微量元素（ミネラル）の栄養剤には，
クロム，モリブデン，コバルトという3つが
含まれていないの（2021年8月現在）．

▼　中心静脈で用いる栄養剤に含まれない栄養素

クロム　　モリブデン　コバルト
✕　　　　✕　　　　✕
※2019年に中心静脈に使用できるセレンの
　注射製剤が承認されました．

すべての栄養素を補給できる
わけではないんだね

そうなのよ

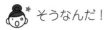 そうなんだ！

どの栄養素も必要量は少ないから，
欠乏してもすぐに問題が生じることはないの．
ただ，中心静脈栄養を数カ月以上の長期間行う
ケースなどでは，欠乏症の発生も懸念されるわ．

予防や治療はどうするべき？

少量でも栄養素の内服の可能性を探るか，
市販薬ではなく院内で新たに調製した製剤の注射での補給を
検討することになるわね．

了解．中心静脈栄養でも栄養素が欠乏すること，
ちゃんと覚えておこう．

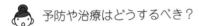 国試ひとくちメモ

在宅中心静脈栄養：中心静脈栄養は病院などで実施することが多いのですが，患者さんの状態や希望によっては，在宅で行うことも可能です．その場合，緊急時のサポート体制が整備されていることや，訪問による診療が可能であることなどが条件となります．（18119-5）

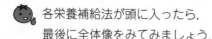 各栄養補給法が頭に入ったら，
最後に全体像をみてみましょう.

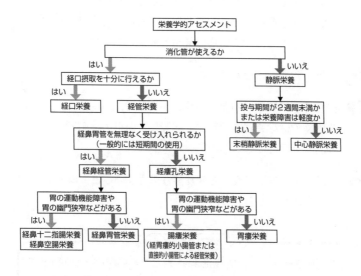

わぁ. こうやって患者さんの状況に合わせて栄養補給法を選
択していくわけね.

そう. 次は実際の患者さんを例に，栄養補給法をどう選択す
るか練習してみましょうね.

お願いします！

患者さんの状態に合わせた栄養補給

それじゃあ，現在入院中の
この3人の患者さんについてみていきましょう.

▼ 適切な栄養補給法を検討してみよう

	Tさん	Cさん	Hさん
概要	58歳男性，急性膵炎で入院.	17歳男性，部活のバスケットボールで左足首を骨折.	70歳女性，認知症．嚥下障害あり．左足大腿骨骨折で入院.
腸管の状態	麻痺性イレウスが見られる	問題なし	問題なし
入院期間	2週間以上	1週間未満	2週間未満
栄養障害	高度	問題なし	軽度
その他	特になし	特になし	嚥下障害が続いた場合は4週間以上入院予定.

まずはTさんについてね.

Tさんは麻痺性イレウスということは，
消化管が使えないの？

そうなの．腸が動いていない状態だから
経口栄養も経管栄養もNGなの.
下部消化管完全閉塞時，経腸栄養法は禁忌となるわよ.

それは大変ね. 静脈栄養の適応で2週間以上入院が
必要ってことはさっきのチャートでいえば
中心静脈栄養が最適になるのかしら?

〔Tさん〕

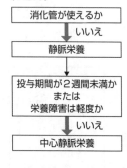

| 消化管が使えるか |
| いいえ ↓ |
| 静脈栄養 |

↓

| 投与期間が2週間未満か
または
栄養障害は軽度か |
| いいえ ↓ |
| 中心静脈栄養 |

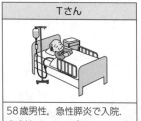

Tさん

58歳男性, 急性膵炎で入院.
麻痺性イレウスがみられ, 入院
期間は2週間以上の予定. 高度
の栄養障害と判定された.

そうね. こんなふうに, 患者さんに合わせて
最適な栄養補給法を考えていきましょう.
次はCさん, どんな食事形態がいいかしら?

えーっと, Cさんは足の骨折で入院されているだけだから,
常食でOKかな?

足の骨折だけで**常食**っていう説明はちょっと簡単すぎるわね.
もう少しきちんと考えてみましょう.
どうして**常食**が最適だと思ったの?

それは, えーっと…….

Cさんは，骨折する前は普通に食事できていたのよね.
さらに骨折後も嚥下機能や消化・吸収機能に変化がないから，
常食を提供しても問題ないのよ.

〔Cさん〕

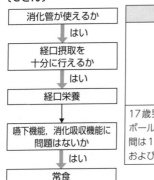
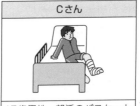

Cさん

17歳男性，部活のバスケット
ボールで左足首を骨折．入院期
間は1週間未満の予定で，腸管
および栄養状態に問題なし．

 そういうふうに説明すればよかったのね.

| comment |

消化器手術後の患者さんや，硬いものが飲み込みづらい患者さん向けに
は，全粥食などの軟食や流動食を提供します.

 最後にHさんについて考えてみましょう.

 HさんもCさんと同じ足の骨折だね.
もともと認知症による嚥下障害がみられて，
軽度だけど栄養障害があるのは大きな違いよね.
経口摂取はどうにかできるみたいけど，十分な栄養を摂るのは
難しそう…….

そうね．Hさんのようなケースでは，
経口栄養と経管栄養もしくは経口栄養と静脈栄養
といった組み合わせにするの．

どちらを組み合わせた方がいいのかしら……．
経口栄養が可能なんだから，
腸管は使える状態なんじゃないかしら！
経管栄養がいいのかな．

そうね．鼻からチューブをいれることを
無理なく受け入れられる状態なら，
経鼻経管栄養が良いという結論になるはずよ．
ちなみに，もしHさんが経鼻経管栄養を
嫌がった場合はどうするべきかしら？

そんなケースもあるのね！　経管栄養ができないなら，
経鼻経管栄養ではなく，末梢静脈栄養を
検討すべきだと思うわ．

でも，末梢静脈栄養のカテーテルもかなりのストレスよ．
嚥下障害が続く場合は4週間以上入院も続くし，
介護者の負担を考慮すると，どの方法がいいのかしら？

4週間以上経腸栄養剤が必要なうえに嚥下障害がある場合は，
胃瘻をつくる必要があるんじゃないかしら．

正解よ．チャートが頭に入ってきたみたいね．

〔Hさん〕

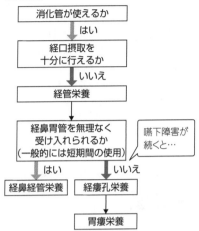

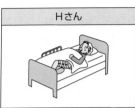

Hさん

70歳女性，左足大腿骨骨折で入院．認知症，嚥下障害あり．入院期間は2週間未満の予定だが，嚥下障害が続いた場合は4週間以上となる予定．栄養障害は軽度と判定された．

うん！　それにしても患者さんの状態に応じて，細かく栄養補給法を選択する必要があるんだね．

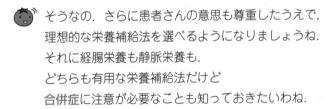
そうなの．さらに患者さんの意思も尊重したうえで，理想的な栄養補給法を選べるようになりましょうね．それに経腸栄養も静脈栄養も，どちらも有用な栄養補給法だけど**合併症**に注意が必要なことも知っておきたいわね．

そうなの？　詳しく教えてほしいわ！

comment

イレウス（腸閉塞）は，腸管の平滑筋の機能異常により腸内容物が停滞する状態や，捻転や癒着，腫瘍などに伴う物理的な閉塞による消化管の通過障害を指します．アメリカでは，前者をイレウス，後者を腸閉塞と呼び，区別して表現します．わが国でもこれに従うようになってきていますが，両者をあわせて「イレウス」としている場合も多いため，どちらの意味で使われているのか注意が必要です．

経管栄養の合併症

 経管栄養ではさまざまな合併症がみられるんだけど，
挿入経路によってみられる合併症は
分かりやすいんじゃないかしら．たとえば，
経鼻経管栄養でチューブが閉塞してしまったり……．

▼ 挿入経路によってみられる経管栄養の合併症

経鼻経管栄養でみられる	胃瘻・腸瘻でみられる
●鼻出血　●咽頭部の傷 ●誤挿入（気管内挿入） ●チューブの閉塞 ●皮膚のびらん※ ●外鼻孔（鼻下の部分）の潰瘍	 ●挿入部の炎症や感染 ●自己抜去 ●ストッパー（バハーレ型胃内ストッパー）の幽門閉塞

※ 粘膜層が傷害された状態.

 そうね，うまくチューブが入らなかったり，
挿入部にも気をつけないといけないわよね．

ええ．それと，経管栄養の合併症は，
栄養剤が投与されたときに**身体がうまく消化吸収できない**
ことが原因となるパターンと，消化吸収後に
代謝異常を起こすパターンが多いの．

▼ **消化吸収能や代謝を原因とする合併症**

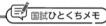

栄養剤の投与によるもの		代謝性のもの	
下 痢	誤嚥性肺炎	脱水・電解質異常	糖代謝異常

その他，悪心や嘔吐，便秘など

📝 **国試ひとくちメモ**

下痢の原因：下痢の原因としては，経腸栄養剤の投与速度のほか，栄養剤の組成，浸透圧，汚染，温度などが考えられます．また，がんの化学療法を行う患者さんなど，腸内細菌叢に変化がみられる患者さんは下痢を起こす可能性が高いため，注意が必要です．（15127-4）

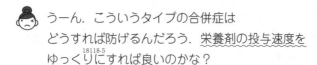

うーん．こういうタイプの合併症は
どうすれば防げるんだろう．栄養剤の投与速度を
ゆっくりにすれば良いのかな？

そうね．それ以外にもいくつかの選択肢があるの．

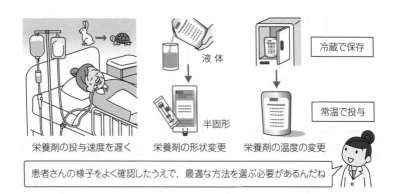

液体

半固形

冷蔵で保存

常温で投与

栄養剤の投与速度を遅く　栄養剤の形状変更　栄養剤の温度の変更

患者さんの様子をよく確認したうえで，最適な方法を選ぶ必要があるんだね

いろいろな方法があるんだね．

そうなの．ほかの合併症もできるだけ起こらないように，
日々の業務でノウハウを共有していきましょう．
それじゃあ，今度は静脈栄養の合併症についてね．

静脈栄養の合併症

末梢静脈栄養で静脈炎が起こることは学んだけど，特に気をつけたいのは中心静脈栄養の合併症なんだよね？

そうなの．中心静脈栄養はすごい栄養補給法なんだけど，その反面，問題も多いの．たとえば，中心静脈栄養が用いられる患者さんの病態は腸管が使えないことが多いし，さらに長期間絶食にするから，**腸管が使われなくなって腸の免疫機能が弱ってしまう**のよ.

そうなるとどうなるの？

エンドトキシンなどの細菌が腸管粘膜を通過するようになって，血中に侵入する可能性があるわ．これを**バクテリアル・トランスロケーション**というんだけど，敗血症性のショック状態により，死に至るおそれもあるの.

▼ バクテリアル・トランスロケーション

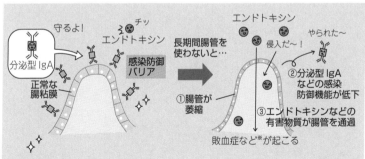

※敗血症のほか，エンドトキシンによりケミカルメディエーター（フリーラジカル，TNF-αなど）の分泌を引き起こすと考えられている.

それは怖い……. 腸管を使うのって大事なんだね.

 えぇ. ちなみに, 中心静脈栄養では
カテーテルに関連した合併症も多いのよ.

 どういうこと？

 カテーテルを挿入・留置するときに起こるのが
気胸や動脈穿刺, カテーテル位置の異常ね.
ほかにも代謝異常をきたしたり,
肝障害や感染症が起こったり…….
まとめて確認しておきましょう.

comment

敗血症は他の感染症に対する重篤な全身性の反応に加え, 臓器の機能不全が起こる病態のことです. 敗血症により生命を脅かす低血圧(ショック)および臓器不全が引き起こされている病態は敗血性ショックといいます.

▼ 中心静脈栄養でみられる合併症

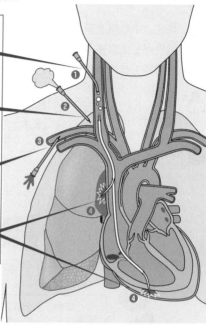

┌ カテーテル留置の際にみられる ┐

❶ 静脈空気塞栓
- 挿入中に空気が静脈に入り込むことがあり，量が多いと空気塞栓を起こすことがある．

❷ 気胸
- 鎖骨下静脈穿刺の場合に起こりやすい．

❸ 動脈穿刺
- 血腫の原因となる．

❹ カテーテルの血管外逸脱
- カテーテルが心臓を貫通したり，静脈壁を貫通したりする可能性がある．

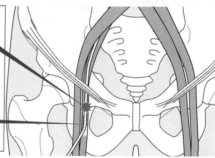

┌ カテーテル留置中にみられる ┐

❺ カテーテル関連血流感染症
- 原因不明の発熱がみられた場合，カテーテル感染症を疑う．敗血症につながる危険性もある．

❻ 血栓形成
- 大腿静脈からカテーテルを挿入している場合に起こりやすい．

そのほか，必須脂肪酸やビタミン，微量元素などの欠乏を起こすことがあるため，必要に応じて投与を行います

Chapter

3

N S T ／栄養補給法

こんなにいろいろな合併症があるんだ……．

ええ．中心静脈栄養は，
腸管が長期間使えない患者さんには適応になるけれど，
合併症のリスクが高いこともおさえておきましょう．

はい．あ，もうこんな時間！
NSTのカンファに行ってきまーす！

行ってらっしゃい．

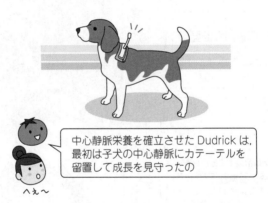

中心静脈栄養を確立させた Dudrick は，
最初は子犬の中心静脈にカテーテルを
留置して成長を見守ったの

へぇ～

リフィーディング・シンドロームとは

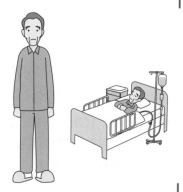

経腸栄養，静脈栄養とひと通り説明してきたけど，
栄養補給のポイントはつかめたかしら？

どちらも特徴があって勉強になったわ．ありがとね．

良かった．それじゃあ最後に，
今までの患者さんとは違ったケースを例に，
栄養補給で注意すべき点を考えてみましょう．

Profile

R さん
55歳　男性

身長170cm，体重50kg．
入院前1カ月で10％の体重減
少がみられ，最近1週間は経口
摂取不能であった．エネルギー
2,000kcal，アミノ酸60g，脂
肪20gの中心静脈栄養を開始
した．

急に痩せてしまった患者さんなんだ.
食事が摂れなくなってしまって,
中心静脈栄養を開始したんだね.

 そうなの. ところが…….

▼ Rさんの投与2日目の血清中電解質モニタリング

項目	リン	カリウム	マグネシウム	カルシウム
変化	↘	↘	↘	↘

これらの数値のモニタリングが重要となります

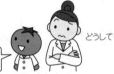 どうして…

 えっ, 十分栄養を供給しているのに,
なんでこんなことになるの?

 これまでに学んできた内容だけでは
理解できないわよね. 詳しく説明するわ.
まず, Rさんは栄養補給を受ける前,
どのような状態だった?

 1カ月で10%も痩せてしまったし,
最近1週間は経口摂取もできなかったのよね.
栄養状態は決して良くなかったと思うわ.

そうね．ただ，栄養状態がかなり悪くても，
実は血中の栄養素のバランスは保たれているの．

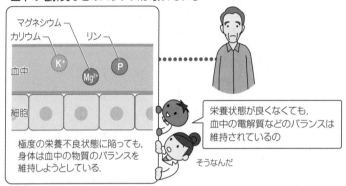

▼ **血中の電解質などのバランスは取れている**

マグネシウム
カリウム   リン
血中
K⁺
Mg²⁺   P
細胞

極度の栄養不良状態に陥っても，
身体は血中の物質のバランスを
維持しようとしている．

栄養状態が良くなくても，
血中の電解質などのバランスは
維持されているの

そうなんだ

そうなんだ！　血中の物質の
バランスを取ることが優先されるんだね．すごいなぁ．

ところが，Rさんのように中心静脈栄養によって
糖質を一気に体内に入れると……．

▼ バランスの崩壊

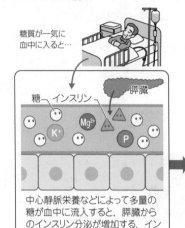

糖質が一気に
血中に入ると…

糖 — インスリン 膵臓

血中から細胞へ移動

中心静脈栄養などによって多量の糖が血中に流入すると，膵臓からのインスリン分泌が増加する．インスリンはグリコーゲンやたんぱく質などの合成を促す．

これらの物質の合成にはリンやマグネシウム，カリウムが必要となるため，血中から細胞中に栄養素が移動する．これによって血中電解質のバランスが崩れる．

 あ，あれっ，血中の物質が，細胞に移動してる！

そうなの．インスリンには糖を血中から細胞へと
誘導する役割があるんだけど，
その際に電解質まで細胞へと呼び込んでしまうから，
血中の物質が減ってしまうの．

re feeding
再び　栄養を供給する

「re=再び，feeding=栄養を補給する」ことが原因で起こるから，リフィーディング・シンドロームというの

どうすればこの状態を避けられるんだろう？

エネルギーなどの栄養素の供給を少しずつはじめて，
数日かけて，ゆっくり量を増やすのが有効よ．
それから，血清カリウム，リン，マグネシウム，
血糖値などのモニタリングもしっかり実施するわ．

しっかりモニタリングする必要があるんだね．
経口以外から栄養素を補給するのって，
メリットもとても多いけれど，
気をつけなきゃいけないこともたくさんあるんだなぁ．

そうね．だからこそ，経管栄養や静脈栄養から
経口栄養に移行できるよう，
適切な栄養管理を進めていきましょう．

はい！

 comment

静脈栄養や経腸栄養の進歩は，世界各国の静脈経腸栄養学会の研究成果
といえます．各団体は研究以外にセミナーなどの教育活動も行っており，
メンバーが参加することでNST活動のレベルも上がる好循環となってい
ます．ちなみに，日本臨床栄養代謝学会（JSPEN）は，世界最大級の栄
養関連学会で，22,000人以上の会員が登録しています．

Check it out!

覚えられましたか?

この章の重要事項を赤シートで隠してチェック!

☐ NST (Nutrition Support Team) では,栄養面で特別なケアが必要な患者に,メディカルスタッフが共同して最適な治療法を提案し実行する. (p73)

☐ 経腸栄養は,腸管を使った栄養補給法で,経口摂取に問題がなければ経口栄養を,問題があれば経管栄養を選択する. (p77)

☐ 静脈栄養は,合併症は少ないが,低エネルギー投与で短期間に限る末梢静脈栄養と,長期間に高エネルギー投与が可能だが,合併症の多い中心静脈栄養に分けられる. (p80〜82)

☐ バクテリアル・トランスロケーションは,腸管を長期間使用しないことで免疫機能が低下し,細菌が血中に侵入することである. 中心静脈栄養実施時に起こりやすい. (p99)

☐ リフィーディング・シンドロームは,栄養不良状態の患者に急激に多量の栄養素を投与することによって,血中の電解質バランスが崩れることである. (p105,106)

国試にチャレンジ

この章を読むと解けるようになる国試問題が別冊に収録されています. 章の内容が理解できているか,チェックしてみましょう!

別冊 p.6 へ

QB・RBを活用しよう

この章と関連した問題集『クエスチョン・バンク』,参考書『レビューブック』のページを下記のQRコードで確認しましょう!

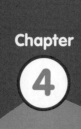

Chapter

4

嚥下のしくみ

普段の生活で無意識に行っている嚥下です
が，脳による認知や，多くの器官が複雑に連
動することで成立しています．本章では，嚥
下のしくみと嚥下障害についての基本を説明
します．

食べるために必要な機能

栄養療法を決めるときに,
1つのポイントになるのが
「消化管を使えるかどうか」だったわよね.
でも, 嚥下(えんげ)がちゃんとできるかっていうのも
大事なポイントよね?

鋭いわね. その通りよ.
多くの人は普段気にすることもなく嚥下ができるから,
意識するのは難しいかもしれないけれど,
たとえばあなたも食事中にむせること, ないかしら?

あるわ. こないだもジョギングの後に
一気に水を飲もうとして, むせちゃったのよ.

そうよね．実は，「食べる」という行動を起こすためには，
脳や口腔など，嚥下に関わる器官の
さまざまな能力が要求されるの．普段は正しく
嚥下できていても，タイミングがちょっとズレると
うまくいかなくなるのよ．

▼ 「食べる」という行為のために必要な機能

認知機能
● 脳でさまざまな感覚刺激からの情報を統合し，記憶，判断，想像，学習，感動などの活動が行われることで，食べるという動作が成り立つ．

咀嚼・嚥下機能
● 唾液により口腔内が適切に湿潤していることで，食塊形成，食物移送をスムーズに行える．
● 口唇が正常に閉まることで，捕食が可能となる．
● 口唇と前歯で取り込んだ食べ物を，舌と頬の協調運動により歯の上に乗せ，あごを動かして歯で粉砕し，舌が唾液と混ぜ合わせることで食塊を形成することができる．

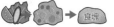

● 舌の動きによって食塊を咽頭へ送り込む．
● 咀嚼で形成された食塊は嚥下反射によって起こる一連の運動で咽頭，食道を通り，胃へ送られる．

上肢の運動機能
● 巧緻運動（つまむ，すくうなど），協調運動（左右別々の動きなど）を組み合わせて行うことで，こぼさずに口まで運ぶことができる．

体幹を保持する機能
● 体幹を安定させることで，安全に「食べる」ための動作を行うことができる．

気道防御機能
● 嚥下時に声門閉鎖や喉頭蓋の後傾による喉頭口閉鎖が起こった後に嚥下性無呼吸が起こる．
● 誤って食塊が喉頭（声門上まで）に侵入するとむせて食塊を気道外に排出する．なお，声門下まで侵入すると激しいムセや咳きこみが起こる．

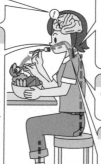

 食べるときって，こんなにいろんなことをやっていたの？
改めてみるとスゴい複雑なのね．

 なかなか考えられないわよね．
それじゃあ，嚥下に必要な機能のうち，
大事なところをくわしく説明していくわね．

脳と食事

 食べることって，口腔から食道，胃…っていうように
消化管の役割が大きいと思っていたんだけど，
脳も大事な仕事をしているんだね.

そうね.
あるものを「食べ物だ」と認知して，
それがどんなものかを理解し，
どうやって食べるかを考えるのも，脳の役割なの.

熱そうなものは冷ますようにしたり，
変色しているものは食べないようにしたり，
確かに食べる前に，いろいろなことを判断しているわ.

そもそも空腹を感じるのも，脳が判断しているのよ.
食べるために必要な脳の機能について，確認しましょう.

▼ 食べるために必要な脳の機能

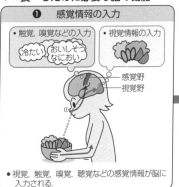

❶ 感覚情報の入力

- 触覚，嗅覚などの入力
- 視覚情報の入力

「冷たい」「おいしそうなにおい」

感覚野
視覚野

- 視覚，触覚，嗅覚，聴覚などの感覚情報が脳に入力される．

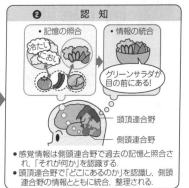

❷ 認 知

- 記憶の照合
- 情報の統合

「冷たい」「におい」

グリーンサラダが目の前にある！

頭頂連合野
側頭連合野

- 感覚情報は側頭連合野で過去の記憶と照合され，「それが何か」を認識する．
- 頭頂連合野で「どこにあるのか」を認識し，側頭連合野の情報とともに統合，整理される．

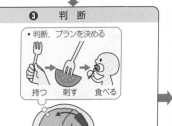

❸ 判 断

- 判断，プランを決める

持つ　刺す　食べる

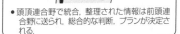

前頭連合野

- 頭頂連合野で統合，整理された情報は前頭連合野に送られ，総合的な判断，プランが決定される．

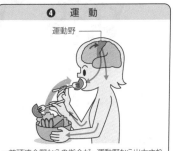

❹ 運 動

運動野

- 前頭連合野からの指令が，運動野から出力され，捕食動作が起こる．

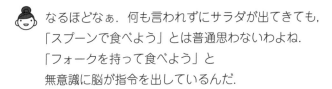

なるほどなぁ．何も言われずにサラダが出てきても，
「スプーンで食べよう」とは普通思わないわよね．
「フォークを持って食べよう」と
無意識に脳が指令を出しているんだ．

そういうことね．
それじゃあ次に，嚥下機能についてみていきましょう．

Chapter

4

嚥下のしくみ

嚥下機能

そもそも「嚥下」って，
どうして難しい言葉を使うんだろう．

「嚥」という文字は，もともと中国語で
「飲み込む」という意味なの．
「飲み込んで下に運ぶ」から「嚥下」なのよ．

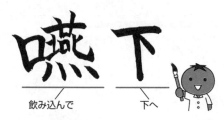

飲み込んで　　　　下へ

（トマトって，本当に何でも知ってるわよね．）

どうかした？

い，いや，何でもないわ．嚥下に関わる器官を教えて．

▼ 摂食・嚥下に関わる器官

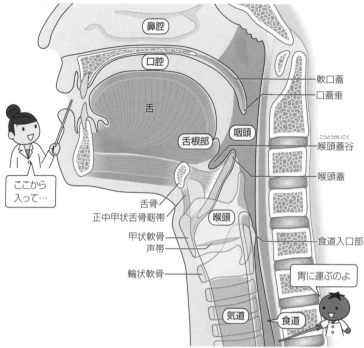

鼻腔
口腔
舌
舌根部
舌骨
正中甲状舌骨靭帯
甲状軟骨
声帯
輪状軟骨
軟口蓋
口蓋垂
咽頭
こうとうがいこく
喉頭蓋谷
喉頭蓋
咽頭
喉頭
食道入口部
気道
食道

ここから入って…

胃に運ぶのよ

国試ひとくちメモ

唾液の分泌：唾液は，耳下腺と顎下腺，舌下腺という，3つの分泌腺から分泌されています．耳下腺は外耳の前から下方へ，ほほの皮下へと広がっています．顎下腺はあごの下から舌の下部分に存在します．舌下腺は舌のすぐ下に位置しています．（17030-1）

口腔に入ってきた食物を，形を整えて
きちんと食道に運ぶのが，嚥下の役割よね．
解剖図をみると，簡単にできそうな気もしちゃうけど….

実際は各器官が連動して嚥下を行うから，
うまくいかないこともあるの．
ちなみに，食物を認知してから口に取り込んで，
胃に送り込む一連の流れを「摂食嚥下」と呼ぶのよ．
摂食嚥下は5つのステージに分かれるんだけど，
これを5期モデルというの．くわしくみていきましょう．

▼ 5期モデル

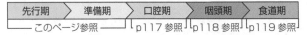

| 先行期 | 準備期 | 口腔期 | 咽頭期 | 食道期 |

このページ参照 —— | p117参照 | p118参照 | p119参照

▼ 先行期と準備期

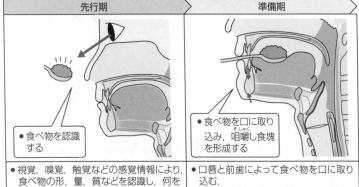

先行期	準備期
●食べ物を認識する	●食べ物を口に取り込み，咀嚼し食塊を形成する
●視覚，嗅覚，触覚などの感覚情報により，食べ物の形，量，質などを認識し，何をどのように食べるかを判断し，口へ運ぶ． ●食べ物を認識することで，唾液が分泌される．	●口唇と前歯によって食べ物を口に取り込む． ●取り込んだ食べ物を歯によって細かく粉砕する．それと唾液を舌で混ぜ合わせて食塊を形成する．

先行期で食べ物を認知して，その後，
口に取り込んでから咀嚼している間が準備期だね．

そう．こうして食べた物を，「食塊」という
飲み込みやすい状態に変えていくの．
この食塊は，次の口腔期で
口腔から咽頭に送り込まれるのよ．

▼ 口腔期

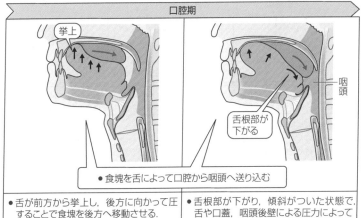

口腔期	
挙上	咽頭
	舌根部が下がる
● 食塊を舌によって口腔から咽頭へ送り込む	
● 舌が前方から挙上し，後方に向かって圧することで食塊を後方へ移動させる．	● 舌根部が下がり，傾斜がついた状態で，舌や口蓋，咽頭後壁による圧力によって食塊が咽頭に移動する．

 食事のときって，こんな運動をしているんだ．

 こうして食塊は咽頭に運ばれるの．
この後の咽頭期では，食塊の逆流や喉頭への
侵入を防いだり，食道の入口を開けたりするの．
嚥下の過程でも特に大事なところといえるわ．

▼ 咽頭期

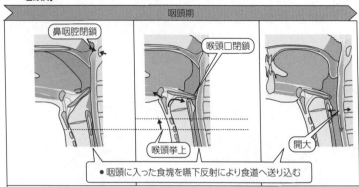

咽頭期		
鼻咽腔閉鎖	喉頭口閉鎖／喉頭挙上	開大

● 咽頭に入った食塊を嚥下反射により食道へ送り込む

● 食塊が軟口蓋（なんこうがい），舌根部，咽頭粘膜に触れることにより嚥下反射が誘発され，以下の連続した反射運動が起こる（嚥下反射）．同時に，咽頭収縮筋のはたらきにより食塊が食道へ送り込まれる．

鼻咽腔閉鎖	喉頭口閉鎖	食道入口部の開大
● 食塊が鼻腔に逆流しないように，軟口蓋と咽頭後壁が接触することで咽頭から鼻腔への通路を遮断する．	● 舌骨と喉頭が前上方へ挙上すること（喉頭挙上）で喉頭蓋が反転し喉頭口をふさぎ，食塊の喉頭侵入を防止する．	● 喉頭が前上方に挙上し食道入口部の括約筋が弛緩することで，食塊が食道へ入る．

comment

咽頭期には上記のように複雑な反射が起こります．喉頭口の閉鎖により一時的に呼吸も停止し，食塊を運びます．

 確かにこの段階はやることが多いわね．
食塊が気道に入るのも防いでくれるんだ．

そうよ．そして，最後の食道期で，
食塊は胃へと運ばれていくの．

▼ 食道期

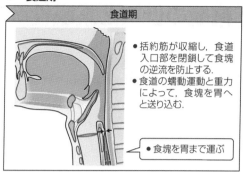

食道期

- 括約筋が収縮し，食道入口部を閉鎖して食塊の逆流を防止する.
- 食道の蠕動運動と重力によって，食塊を胃へと送り込む.

- 食塊を胃まで運ぶ

 普段考えたこともなかったけど，
かなり複雑な動きをスムーズに行っているんだね.
ちょっとまとめておこう.

▼ 摂食嚥下の流れ

先行期	準備期	口腔期	咽頭期	食道期
食べ物を認識	食べ物を口に取り込んで咀嚼し，食塊を形成	食塊を口腔から咽頭へ	食塊を咽頭から食道へ	食塊を食道から胃へ

 良いんじゃないかしら. 嚥下についての知識は，
管理栄養士としてしっかり理解してほしいところなの.
時々復習しておいてね.

 了解！

嚥下機能の低下と誤嚥性肺炎

ねぇトマト，さっきNSTの病棟回診を
見学させていただいたんだけど，お年を召されると，
嚥下ってうまくいかなくなるの？
嚥下障害の患者さんが何人もいらっしゃって……．

そうね．加齢とともに，のどの喉頭の位置は
下がってしまうの．だから，嚥下の際には喉頭を
上げる距離を長くして対応するんだけど，咽頭期の
喉頭口閉鎖を行いにくくなるのよ．

▼ 喉頭の下降と嚥下

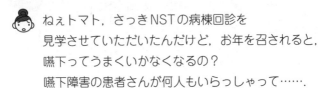

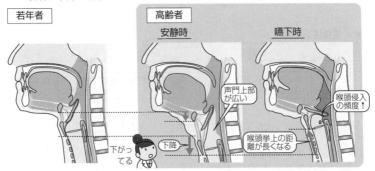

> **comment**
>
> 喉頭挙上に必要な筋肉（喉頭挙上筋群）の筋力が低下すると，喉頭の挙上位置が低くなります．すると，食道入口部が十分に開大しなくなり，一度の嚥下ですべてを飲み込むことができず，咽頭に残留する食塊も増えてしまいます．その場合，誤嚥防止のため，追加嚥下（通常の嚥下の後に空嚥下を行うこと）を勧めます．

なるほど．ということは，
構造的に嚥下能力が落ちてしまうのは仕方がないのね．

残念だけどそうなの．
嚥下機能の低下は，誤嚥の原因となるの．
誤嚥は，食物などが気管に入ってしまうことを
指すわ．

▼　**誤嚥のイメージ**

体力のない高齢者だと
食事ごとにむせるのは
身体の負担になるわ

食欲も落ちちゃうし
栄養状態の低下にも
つながるのね

食べ物が気管に
入る

咳嗽・むせなどが
起こる

嚥下機能が低下しても
必ず誤嚥が起こるわけではないんだけど，
誤嚥の頻度やリスクは高くなるから，注意が必要ね.

もし食事のたびに誤嚥が起こったら，
食欲もなくなってしまいそう.

そうよね.　誤嚥は，1回起こることが
問題というわけではなくて，誤嚥を**繰り返す場合**や，
誤嚥したものを**喀出できない**（外に出せない），
あるいは誤嚥する**量が多い場合**に問題となるの.

そうすると，体がダメージを受けるんだね.

そう.　特に誤嚥を原因として起こる
誤嚥性肺炎については，十分注意が必要よ.

あ，聞いたことある.　でも，
どうして誤嚥が肺炎の原因になるんだろう？

先に肺炎について少し説明するわね.
肺炎は，**肺の炎症性疾患を総称した言葉**なの.
何らかの原因で細菌などが肺に感染して，
炎症を起こすことで発生するのよ.

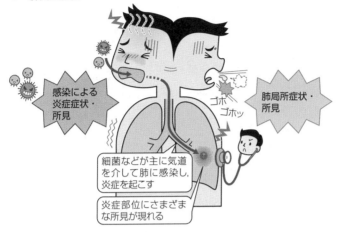

感染による
炎症症状・
所見

肺局所症状・
所見

ゴホ
ゴホッ

細菌などが主に気道
を介して肺に感染し，
炎症を起こす

炎症部位にさまざま
な所見が現れる

| comment

肺炎は，細菌以外にもクラミジアやマイコプラズマなどの微生物によっ
ても起こります．また，ウイルスを原因としても起こります．

肺で炎症が起こるから「肺炎」なんだね．
うーん，でも，まだ誤嚥と肺炎とがつながらない……．

誤嚥性肺炎は，嚥下機能が低下するなどで，
食べかすや唾液と一緒に口の中に存在する
口腔内常在菌が誤まって気管に入り込んで
しまうことで起こるの．
これらの菌は，口腔や気道の機能が正常であれば，
肺炎の原因となることはないのよ．

Chapter

4

嚥下のしくみ

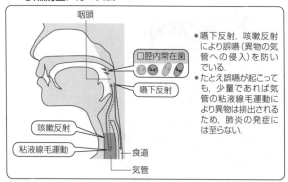

咽頭

口腔内常在菌

嚥下反射

咳嗽反射

粘液線毛運動

食道

気管

- 嚥下反射, 咳嗽反射により誤嚥(異物の気管への侵入)を防いでいる.
- たとえ誤嚥が起こっても, 少量であれば気管の粘液線毛運動により異物は排出されるため, 肺炎の発症には至らない.

 逆にいえば, この機能が不十分だとマズいわよね.

そうなの. 加齢や認知症, 脳血管障害などにより,
上の図で説明した機能が正常にはたらかないと,
誤嚥が起こって肺炎に至る可能性もあるの.

▼　誤嚥性肺炎が起こるイメージ

- 加齢によるサブスタンスP※の枯渇や基礎疾患がある場合, 嚥下反射, 咳嗽反射が低下し, 粘液線毛運動も障害される(嚥下障害).
- そのため誤嚥が起こりやすく, また誤嚥して気管に入った異物を排除することもできないので, 気管や肺胞で細菌感染が起こり, 肺炎を発症する.

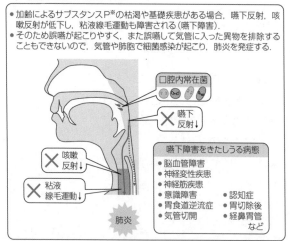

口腔内常在菌

✕ 嚥下反射↓

✕ 咳嗽反射↓

✕ 粘液線毛運動↓

肺炎

嚥下障害をきたしうる病態
- 脳血管障害
- 神経変性疾患
- 神経筋疾患
- 意識障害　　・認知症
- 胃食道逆流症　・胃切除後
- 気管切開　　・経鼻胃管
　　　　　　　　　　　など

※　嚥下反射や咳嗽反射に関わる神経伝達物質. ドパミンにより合成が刺激されるため, 脳血管障害などでドパミン合成が低下することにより, 枯渇が起こると考えられている.

そういう仕組みだったのね.

 それにね,
むせずにご飯を食べられたのに実は誤嚥していたり,
寝ている間に唾液を誤嚥していて気づかなかったり
することもあるの.
これは**不顕性誤嚥**といって,
誤嚥性肺炎の原因のなかでも多いものなのよ.

▼ 誤嚥の種類

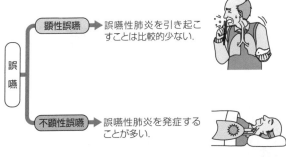

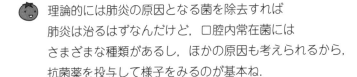
誤嚥してもむせなどの症状が現れないものを,不顕性
誤嚥といいます

 寝ている間に誤嚥が起こるの！ それは恐ろしいわ.
ところで誤嚥性肺炎って, どんな治療法があるのかしら.

 理論的には肺炎の原因となる菌を除去すれば
肺炎は治るはずなんだけど, 口腔内常在菌には
さまざまな種類があるし, ほかの原因も考えられるから,
抗菌薬を投与して様子をみるのが基本ね.

でも，嚥下機能が低下した状態だと，
うまく除菌ができても，また誤嚥性肺炎を
起こす可能性があるわよね？

 そう．だから，うがいや歯磨きなどの口腔ケアや，
口腔体操，嚥下訓練などによって，
肺炎を起こさないアプローチを行うの．

▼ 口腔体操

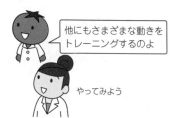

舌の運動　　　　　ほほの運動

他にもさまざまな動きを
トレーニングするのよ

やってみよう

（……実際に口腔体操を実践する栄子）

 この体操，意外とハードね．

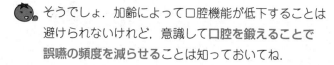 そうでしょ．加齢によって口腔機能が低下することは
避けられないけれど，意識して口腔を鍛えることで
誤嚥の頻度を減らせることは知っておいてね．

 はーい．

ちなみに，誤嚥は嚥下機能に問題がある人だけに
起こるものではないのよ．

そうよね．最初に言ったけど私もむせることあるし．

 経鼻経管栄養を行っている患者さんや，
食後に嘔吐などを起こしやすい人も，誤嚥性肺炎を
起こしやすいから，よく注意しましょう．

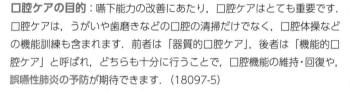

国試ひとくちメモ

口腔ケアの目的：嚥下能力の改善にあたり，口腔ケアはとても重要です．
口腔ケアは，うがいや歯磨きなどの口腔の清掃だけでなく，口腔体操など
の機能訓練も含まれます．前者は「器質的口腔ケア」，後者は「機能的口
腔ケア」と呼ばれ，どちらも十分に行うことで，口腔機能の維持・回復や，
誤嚥性肺炎の予防が期待できます．（18097-5）

嚥下機能を確認する方法

 そういえば，回診のときに
「改訂水飲みテスト」とか「嚥下造影検査」っていう
言葉を聞いたんだけど，それぞれ
嚥下機能を確認する指標なの？

そうよ．嚥下機能を確認する方法は
いくつもあるの．ちょっとチェックしておきましょう．

▼ 嚥下機能を確認する方法

| 食事場面の観察 | 水飲みテスト | 改訂水飲みテスト |
| 反復唾液嚥下テスト（RSST） | 嚥下造影検査（VF） | 嚥下内視鏡検査 |

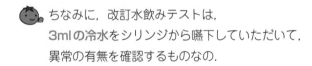

臨床では，ここで挙げた方法を組み合わせて用います

ちなみに，改訂水飲みテストは，
3mlの冷水をシリンジから嚥下していただいて，
異常の有無を確認するものなの．

▼ 改訂水飲みテスト

	1点
嚥下なし	a. むせ, 呼吸切迫*両方あり b. むせ, 呼吸切迫*のどちらかあり

全5点満点中3点以下は問題があるとみなします. 4点以上の場合さらに最大2回テストを繰り返し, 最も悪い点を評価点とします

	2点	3点	4点	5点
嚥下あり	むせなし, 呼吸切迫*あり	a. 呼吸良好, むせ, 湿性嗄声**両方あり b. 呼吸良好, むせ, 湿性嗄声**のどちらかあり	むせなし, 呼吸良好	4点の症状に加え, 追加嚥下***が30秒以内に2回可能

※呼吸切迫:呼吸の乱れ　　※※湿性嗄声:湿ったガラガラ声
※※※ 追加嚥下:飲み込んだ後, 口内が空の状態で更に飲み込むこと

 問題なく嚥下ができる人は4〜5点になるんだね.

 ええ. ちなみに, 改訂水飲みテストで3点以下だった
患者さんは, 嚥下に問題がある可能性があるから,
嚥下造影検査（VF）を行うことが一般的よ.
くわしくみていきましょう.

▼ 嚥下造影検査

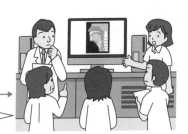

造影剤を含んだ検査食を召し上がっていただく

嚥下に関わる器官の透視画像を確認する

VF: videofluoroscopic examination of swallowing（嚥下造影検査）

嚥下造影検査は結構大掛かりなんだね．

そう．でも，この検査では摂食嚥下に関わる
器官の動きや食塊の動きが可視化できるから，
嚥下のどの過程にどのような問題があるか，
確認したうえで，対応策も検討するの．

確認するだけじゃなくて，
どうしたらうまく嚥下できるかという点も
一緒に検討するんだ．

ええ．食事は毎日のことだから，
安全に嚥下できる方法を考えるのは
とても大事なことなの．
患者さんの嚥下状態に合わせて，
食事内容や食事の管理・指導をするのも管理栄養士として
必要な仕事なの．次は，誤嚥を防ぐ食事について学びましょう！

誤嚥を防ぐ・嚥下しやすい食形態

嚥下機能が低下している患者さんが
誤嚥しないようにするには,
どんな食品を活用するのがいいのかしら.

誤嚥を防ぐための食形態のポイントは,
やわらかく適度にまとまるもの,
飲み込むときにゆっくりのどを通過するもの,
と覚えておきましょう.

具体的にはどんな食品になるのかしら.
まとまっていてゆっくりと飲み込めるもの……
ヨーグルトなんかどうかしら.

いいわね. 他にもポタージュスープ, くず湯などね.
嚥下しやすい食品の条件や例をまとめると,
こんな感じになるわ.

▼ **嚥下しやすい食品の形態**

①均質なもの
②変形しやすいもの・やわらかいもの
③バラバラになりにくいもの
④口腔や咽頭に付着しにくいもの

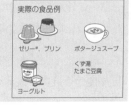

実際の食品例

ゼリー※, プリン　　ポタージュスープ

くず湯
たまご豆腐

ヨーグルト

※ゼラチンで固めたもの

Chapter

4

嚥下のしくみ

ありがとう！　イメージがつかめたわ.
ということは，これらの逆の特徴をもった食品は，
嚥下がしにくくて，誤嚥のリスクもあるものってことよね.
バラバラになってまとまりにくいものとか.

そういうこと.
たとえば寒天で固めたゼリーやゆで卵，味噌汁などね.
誤嚥のリスクがある食品の特徴を挙げるとこんな感じよ.

▼　嚥下しにくい・誤嚥のリスクがある食品の特徴

17096

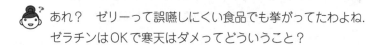

〈 嚥下しにくいもの 〉
①パサパサしたもの　　　　　　　　（ゆで卵，焼き芋など）
②弾力や粘り気の強いもの　　　　　（もち，こんにゃくなど）
③口腔・咽頭に張り付くもの　　　　（のり，わかめなど）
〈 誤嚥のリスクがあるもの 〉
④さらさらした液体　　　　　　　　（水，お茶，ジュースなど）
⑤咀嚼によりバラバラになるもの　（かまぼこ，寒天など）
⑥水分のなかに固形物がある食品　（味噌汁，粒入りコーンスープなど）

あれ？　ゼリーって誤嚥しにくい食品でも挙がってたわよね.
ゼラチンはOKで寒天はダメってどういうこと？

ふふ，良い質問ね. 寒天で固めたゼリーはゼラチンで固めた
ゼリーに比べて口の中で食塊が形成されずに
バラバラになりやすいのよ.

あ，確かに！　でもお味噌汁やゆで卵がダメだったら，
日々食べる食事が大変そうだわ.

そんなことないのよ.
誤嚥のリスクがある食品であっても，ちょっとした工夫で
リスクを減らせ，患者さんが食べやすい形にすることができるの.

そうなんだ！

たとえばお茶や味噌汁などは誤嚥のリスクがあるけど，
でんぷんやとろみ調整食品※を加えて
適切なとろみをつけることでリスクを抑えられるのよ.

そっか. さっき話した誤嚥しにくい食品の形態に
近づければいいのね.

ええ. 患者さんの状態によっては，食品をフードプロセッサーや
ミキサーで**なめらかにして嚥下しやすくする**方法もあるのよ.

誤嚥を防ぐための工夫を覚えておけば，
患者さんにいろんな食品を提供できるんだね.
患者さんのQOL向上のためにもしっかりと頭に入れておくね！

ちなみに，病院や福祉施設などでは**嚥下調整食**という食事が
勧められているの. 嚥下調整食には種類があって，
「食事」と「とろみ」で細かく分類されているのよ.
患者さんの嚥下状態や目的に沿った食事を
考えることができるものなの.
概要を確認しておきましょう.

| comment |

嚥下機能と咀嚼・食塊形成能力には患者によって個人差があります. その
ため，摂食におけるどの期に障害があるのかをアセスメントし，その障害を
カバーできる食形態を選択することが，誤嚥を防ぐうえで重要となります.

※ とろみ調整食品…主原料は加工でんぷんやデキストリン. 飲料や汁物に添加することで，簡単にと
ろみをつけたり固めたりできる.

▼ **嚥下調整食分類（食事）** ※注釈は次ページをご確認ください.

コード	名称	形態	目的・特色	主食の例	必要な咀嚼能力
0	嚥下訓練食品0j	●均質で，付着性・凝集性・かたさに配慮したゼリー ●離水が少なく，スライス状にすくうことが可能なもの	●重度の症例に対する評価・訓練用 ●少量をすくってそのまま丸呑み可能 ●残留した場合にも吸引が容易 ●たんぱく質含有量が少ない		（若干の送り込み能力）
0	嚥下訓練食品0t	●均質で，付着性・凝集性・かたさに配慮したとろみ水（原則的には，中間のとろみあるいは濃いとろみのどちらかが適している）	●重度の症例に対する評価・訓練用 ●少量ずつ飲むことを想定 ●ゼリー丸呑みで誤嚥したりゼリーが口中で溶けてしまう場合 ●たんぱく質含有量が少ない		（若干の送り込み能力）
1	嚥下調整食1j	●均質で，付着性，凝集性，かたさ，離水に配慮したゼリー・プリン・ムース状のもの	●口腔外で既に適切な食塊状となっている（少量をすくってそのまま丸呑み可能） ●送り込む際に多少意識して口蓋に舌を押しつける必要がある ●0jに比し表面のざらつきあり	おもゆゼリー，ミキサー粥のゼリー　など	（若干の食塊保持と送り込み能力）
2	嚥下調整食2-1	●ピューレ・ペースト・ミキサー食など，均質でなめらかで，べたつかず，まとまりやすいもの ●スプーンですくって食べることが可能なもの	●口腔内の簡単な操作で食塊状となるもの（咽頭では残留，誤嚥をしにくいように配慮したもの）	粒がなく，付着性の低いペースト状のおもゆや粥	（下顎と舌の運動による食塊形成能力および食塊保持能力）
2	嚥下調整食2-2	●ピューレ・ペースト・ミキサー食などで，べたつかず，まとまりやすいもので不均質なものも含む ●スプーンですくって食べることが可能なもの		やや不均質（粒がある）でもやわらかく，離水もなく付着性も低い粥類	（下顎と舌の運動による食塊形成能力および食塊保持能力）
3	嚥下調整食3	●形はあるが，押しつぶしが容易，食塊形成や移送が容易，咽頭でばらけず嚥下しやすいように配慮されたもの ●多量の離水がない	●舌と口蓋間で押しつぶしが可能なもの ●押しつぶしや送り込みの口腔操作を要し（あるいはそれらの機能を賦活し），かつ誤嚥のリスク軽減に配慮がなされているもの	離水に配慮した粥　など	舌と口蓋間の押しつぶし能力以上
4	嚥下調整食4	●かたさ・ばらけやすさ・貼りつきやすさなどのないもの ●箸やスプーンで切れるやわらかさ	●誤嚥と窒息のリスクを配慮して素材と調理方法を選んだもの ●歯がなくても対応可能だが，上下の歯槽堤間で押しつぶすあるいはすりつぶすことが必要で舌と口蓋間で押しつぶすことは困難	軟飯・全粥　など	上下の歯槽堤間の押しつぶし能力以上

※ 本表は学会分類2021（食事）の早見表である．本表を使用するにあたっては必ず「嚥下調整食学会分類2021」の本文を熟読されたい．
※ 左記0tの「中間のとろみ・濃いとろみ」については，学会分類2021（とろみ）を参照されたい．
※ 本表に該当する食事において，汁物を含む水分には原則とろみを付ける．ただし，個別に水分の嚥下評価を行ってとろみ付けが不要と判断された場合には，その原則は解除できる．
※『日摂食嚥下リハ会誌25（2）：135-149，2021』または日本摂食嚥下リハ学会HP（http://www.jsdr.or.jp/）『嚥下調整食学会分類2021』を必ずご参照ください．

▼ 嚥下調整食分類（とろみ）

	段階1　薄いとろみ	段階2　中間のとろみ	段階3　濃いとろみ
英語表記	Mildly thick	Moderately thick	Extremely thick
性状の説明（飲んだとき）	●「drink」するという表現が適切なとろみの程度 ●口に入れると口腔内に広がる液体の種類・味や温度によっては，とろみが付いていることがあまり気にならない場合もある ●飲み込む際に大きな力を要しない ●ストローで容易に吸うことができる	●明らかにとろみがあることを感じ，かつ「drink」するという表現が適切なとろみの程度 ●口腔内での動態はゆっくりですぐには広がらない ●舌の上でまとめやすい ●ストローで吸うのは抵抗がある	●明らかにとろみが付いていて，まとまりがよい ●送り込むのに力が必要 ●スプーンで「eat」するという表現が適切なとろみの程度 ●ストローで吸うことは困難
性状の説明（見たとき）	●スプーンを傾けるとすっと流れ落ちる ●フォークの歯の間から素早く流れ落ちる ●カップを傾け，流れ出た後には，うっすらと跡が残る程度の付着	●スプーンを傾けるととろとろと流れる ●フォークの歯の間からゆっくりと流れ落ちる ●カップを傾け，流れ出た後には，全体にコーティングしたように付着	●スプーンを傾けても，形状がある程度保たれ，流れにくい ●フォークの歯の間から流れ出ない ●カップを傾けても流れ出ない（ゆっくりと塊となって落ちる）
粘度（mPa・s）	50-150	150-300	300-500
LST値（mm）	36-43	32-36	30-32
シリンジ法による残留量(ml)	2.2-7.0	7.0-9.5	9.5-10.0

注1．LST値と粘度は完全には相関しない．そのため，特に境界値付近においては注意が必要である．
注2．ニュートン流体ではLST値が高く出る傾向があるため注意が必要である．
注3．10mlのシリンジ筒を用い，粘度測定したい液体を10mlまで入れ，10秒自然落下させた後のシリンジ内の残留量である．
※ 本表は学会分類2021（とろみ）の早見表である．本表を使用するにあたっては必ず「嚥下調整食学会分類2021」の本文を熟読されたい．
※ 粘度：コーンプレート型回転粘度計を用い，測定温度20℃，ずり速度50s^{-1}における1分後の粘度測定結果．
※ LST値：ラインスプレッドテスト用プラスチック測定板を用いて内径30mmの金属製リングに試料を20ml注入し，30秒後にリングを持ち上げ，30秒後に試料の広がり距離を6点測定し，その平均値をLST値とする．
※『日摂食嚥下リハ会誌25（2）：135-149，2021』または日本摂食嚥下リハ学会HP（http://www.jsdr.or.jp）『嚥下調整食学会分類2021』を必ずご参照ください．

日本摂食嚥下リハビリテーション学会嚥下調整食特別委員会：日本摂食嚥下リハビリテーション学会嚥下調整食分類2021学会分類2021（食事）早見表および（とろみ）早見表より一部改変

Chapter

4

嚥下のしくみ

嚥下と姿勢

ここからは，食事の際の姿勢について考えてみましょう．

普通に座って食べるのではダメなの？

その姿勢は坐位と呼ぶわ．でも，こうした患者さんの場合，
坐位で食事を摂ることは難しいと思わない？

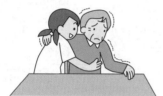

介助なしでは座った
姿勢を維持できない患者さん

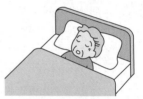

認知症があり，食事への
関心が薄い患者さん

……確かに．患者さんの病状によっては
普通に座るのが難しい場合もあるわよね．
普通に座れない患者さんにはどうしたらいいんだろう．

そういう患者さんの食事の際には，
ベッドを45〜60度の角度にした**ファーラー位**に
セッティングすることが多いわ．

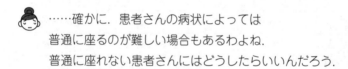

| comment

食事の際の姿勢については，一般的には坐位またはファーラー位とすることが多いのですが，症例によりほかの姿勢で食事していただくケースもしばしばあります．

▼ 坐位とファーラー位

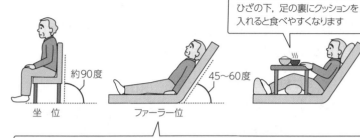

食事の際には，頭とベッドの間やひざの下，足の裏にクッションを入れると食べやすくなります

約90度

坐　位

45〜60度

ファーラー位

ファーラー位は，19世紀に生まれたアメリカの外科医，George Ryerson Fowlerさんの名前がもとになっています

📝 国試ひとくちメモ

仰臥位（ぎょうがい）：あおむけの姿勢のことで，国家試験では「食後に取るべき姿勢は？」などの出題で誤った選択肢として出されます．食後は食物が逆流せずに順調に消化していくことを促すために，すぐに仰向けにならず，坐位もしくはファーラー位をとることが望ましいといえます．
(17127-1，18127-5，21128-2)

自分自身で体を支えられない患者さんも，
ファーラー位なら楽になりそう．

そうね．それと，食事の際には，
こぶし1個分程度あごを引いて
召し上がっていただくのも大事よ．

あらっ，そうなの？　上を向いてもらった方が，
嚥下しやすいのかと思っていたわ．

上を向いた姿勢だと，喉頭挙上に必要な筋肉
（喉頭挙上筋群）が緊張したままになって，
嚥下しにくくなってしまうの．あごは少し引いた状態で，
ゆっくり召し上がっていただきましょう．

▼　あごを引いて食事しましょう

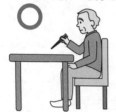 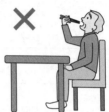

 comment

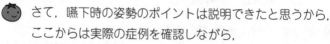

一度に多くの量を嚥下しようとすると誤嚥しやすくなってしまいますが，
少なすぎると食べ物を感知できずに嚥下反射が起こらないこともありま
す．多すぎず，少なすぎない量が望ましいといえます．

なるほどなぁ．あごを引いたほうが良いんだね．

さて，嚥下時の姿勢のポイントは説明できたと思うから，
ここからは実際の症例を確認しながら，
食事の形態などについて考えてみましょう．

患者さんの状態にあわせた食の提供

 今回は3人の患者さんについて,
どんな食事を提供すべきかを考えてみましょう.

Aさん　　Bさん　　Cさん　　　　よーし

Aさん
82歳 男性

改訂水飲みテスト3点. 下あごの可動範囲が小さく,
動きは鈍い. 舌による食品の押しつぶしは難しい状態.
嚥下造影テストで, 薄いとろみのついた水分は摂取できた

 Aさんに提供する食事の形態として,
一番ふさわしいのはどれかしら？

A：オレンジ　　B：七分粥を　　C：全粥　　　D：煮込みうどん
　ジュース　　　ミキサーに
　　　　　　　　かけたもの

 改訂水飲みテストが3点ということは, 嚥下があって,
むせを認める状態ということよね. (p129参照)
Aのジュースはさらさらした液体だからダメよね.
Dの煮込みうどんもしっかり咀嚼が必要だから適切じゃなさそう.

その通りよ．BとCだったらどちらが適切かしら？
嚥下調整食の分類に当てはめてみて．

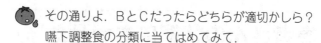 えっと…
食品の押しつぶしが難しい患者さんだから
嚥下調整食2-1か2-2のどちらかかな (p134参照)．
付着性の低いペースト状のおもゆや粥が良さそう．
これに一番近いのは……．
Bの「七分粥をミキサーにかけたもの」かしら．

| comment |

お粥には全粥，七部粥，五分粥，三部粥，重湯があります．米と水の割合は以下の通りです．

全　粥 米：水＝1：5	七部粥 米：水＝1：7	五分粥 米：水＝1：10
三分粥 米：水＝1：20	重　湯 米：水＝1：10~20	

 正解！　それじゃあ，次のBさんはどうかしら？

 Bさん
70歳 女性

> 5年前に脳梗塞を発症し，その後回復したものの，家にひきこもりがちになる．自宅で転倒し，大腿骨頸部骨折により入院中．
> 入院前は問題なく食事を摂っていたが，入院後は水を飲む際にむせることが増えており，微熱が続いている

 転倒がきっかけなのかは分からないけれど，
Bさんも嚥下に問題があるかもしれないわ．

そうね．実際，その後の検査で
Bさんには軽度の嚥下障害が確認できたの．
消化管の機能には問題がないんだけれど，
食事はどうすべきかしら？
次の4つから，一番適した副食を選んでみましょう．

A：銀杏入り
茶碗蒸し

B：豆腐とわかめの
お味噌汁

C：ところてんの
酢醤油かけ

D：卵豆腐の
銀あん

 消化管に問題がないなら経口栄養で大丈夫よね．
でも水を飲むときにむせるなら，水分の多いBとCはダメよね．

 そうね．水分と固形物が一体化していないので
適切ではないわ．

 じゃあもしかして，
Aの茶碗蒸しも当てはまるんじゃないかしら．
口に入れたときけっこう水分が出てくるわよね．

 よく気づいたわ．一見固形物っぽくても，
口の中で水分が出てくる（離水する）ものもあるのよ．

 それに軽度の嚥下障害があるなら，粒の銀杏が入っているAは
適切じゃなさそうね．
ということでこの中だとDかしら．
卵豆腐をあんかけで包んでいるなら
比較的まとまりやすい形態よね．

16185

これも正解！
それじゃあ，最後にCさんね．
今回は，食事の内容ではなく，
介助すべき点について考えてみましょう．

Cさん
81歳 女性

老人福祉施設に入所中．Bさんと同様，大腿骨頸部骨折
で入院した．認知症を患っている．嚥下能力には問題なく，
常食を提供しているが，摂取率は約50%

Cさんの摂取率は50%なんだね．
嚥下能力には問題がないなら，食欲がないのかしら？

Cさんの食事の様子をみてみましょう．

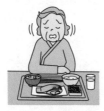

なかなか食べ始め
られない

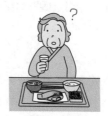

食事中にぼんやり
してしまい，食事が進まない

認知症の影響かもしれないけれど，
食事に集中できていないようね．
この場合Cさんの摂取率を上げるにはどうしたら良いかしら？

それなら，私が横に座って，食べるように
お声かけするのはどうかしら？

良いと思うわ．**食事の様子をしっかり観察して**，
手が止まっているようであれば，**お声かけしましょう**．
もしそれでも食事量が増えないのであれば，
栄養補助食品や経口栄養剤なども活用して，
栄養状態を維持できるように工夫しましょう．

なるほど．常にいろいろな選択肢を考えておくべきなんだね．
いやー，勉強になりました！

良かった．嚥下については，
嚥下のメカニズムはもちろん，嚥下しやすい食品の
形態についても研究が進んでいるから，
定期的に情報をアップデートしていきましょうね．

了解です！

| comment

経口での食事摂取量が維持できないと，経鼻や胃瘻からの経管栄養を検討する場合もあります．ですがその場合，患者さん本人の食の楽しみは奪われてしまいQOLは下がります．加えて認知症では管の自己抜去の可能性や，誤嚥性肺炎のリスクなどにも配慮しなければいけません．

Check it out!

覚えられましたか?
この章の重要事項を赤シートで隠してチェック!

- [ ] 食物を認知してから口に取り込み，胃に送り込む一連の流れを摂食嚥下といい，先行期・準備期・口腔期・咽頭期・食道期の5期モデルに分類される．(p116)

- [ ] 準備期では食べ物を口に取り込み咀嚼して食塊を形成し，咽頭期では食塊の逆流や咽頭への侵入を防ぎ，食道入口部を開大する．(p116-118)

- [ ] 誤嚥性肺炎の原因の多くは，誤嚥してもむせなどの症状が現れない不顕性誤嚥であり，誤嚥を防ぐために，口腔ケアや口腔体操，嚥下訓練を行うことが重要である．(p124-127)

- [ ] 誤嚥しにくい食品の形態は，やわらかく適度にまとまるものや，ゆっくりとのどを通過するものである．(p131)

- [ ] 食事の際の姿勢は，坐位またはファーラー位とすることが多く，こぶし1個分程度あごを引いて，喉頭挙上に必要な筋肉を動きやすくして嚥下しやすくする．(p136-138)

国試にチャレンジ

この章を読むと解けるようになる国試問題が別冊に収録されています．章の内容が理解できているか，チェックしてみましょう!

別冊 p.8 へ

QB・RBを活用しよう

この章と関連した問題集『クエスチョン・バンク』，参考書『レビューブック』のページを下記のQRコードで確認しましょう!

Chapter

5

悪性腫瘍（がん）

日本人の死因の約3割を占める悪性腫瘍．

この身近で手ごわい病気と闘うために，管理

栄養士にはどんなことができるでしょうか．

まずは細胞のしくみから確認していきま

しょう．

細胞に異変？

 あんなにお若いのに，どうして……．

 なんだか心配そうね．どうしたの？

 うん．504号室のKさん，
子宮頸がんで入院しているそうなの．
子宮頸がんって耳にすることが多いけれど，
まさかあんなにお若い方がかかるなんてショックで……．

Profile

Kさん

32歳　女性

身長161cm，体重52kg．
BMI 20.1kg/m^2．
大手食品会社A食品の総務部に
勤務．
3年前に同僚の男性と結婚．
検診で初期の子宮頸がんが見つ
かり，入院中．
近い将来子どもをもちたいと考
えている．

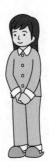

 確かに，ほかのがんに比べると，子宮頸がんを発症する
年代は若くて，20～30歳代で発症するケースも多いの．

私も他人事じゃないなぁ…….

 Kさんのがんはどんな状態なの?

 幸い**上皮内がん**（最も初期の子宮頸がん）だから,
がんを含む子宮頸部を一部切除する
手術で治せると伺ったわ.
Kさんは妊娠をご希望されているのに,
一部でも子宮を切除して大丈夫なの?

 ええ. この手術では子宮が保存されるから,
妊娠は可能なの.

 良かった!
子宮頸がんも, 発見が遅いと
死の危険性があると聞いていたから, 心配だったの.
それにしても, がんってどうしてそんなに怖いものなの?

 うーん, がんの成り立ちを理解するためには,
人間の身体について少し勉強しないとね.
がんは, **がん細胞の増殖**が原因で起こるの.
まずは細胞について学んでおきましょう.

 今回もよろしくね!

Chapter
5
悪性腫瘍（がん）

| comment |

がんの進行の程度を知るための指標として用いられるものに, 病期（ス
テージ）があります. 推奨される治療方法や予後は病期に応じて変わる
ため, 病期の把握は重要です. 病期の分類は, 国際対がん連合のTNM分
類をはじめとして, がんの種類によってさまざまに細分化されています.

身体は何でできている？

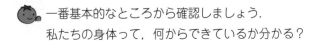

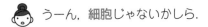一番基本的なところから確認しましょう.
私たちの身体って, 何からできているか分かる？

うーん, 細胞じゃないかしら.

そうね. 細胞は,
人間だけでなく**生物全体を構成する最小単位**といえるわ.
人間の場合は200種類ぐらいの細胞が存在していて,
それぞれの細胞が集合して,
皮膚や髪の毛などの組織を構成しているのよ.

(そんなに種類があるんだ…….)

あなた, さてはよく分かってないわね？

す, すいません！ その通りです.
細胞の中にいろんな器官があることは知っているけれど,
それぞれどんな役割をしているの？

構造とあわせて確認しておきましょう.

▼ 細胞の構造

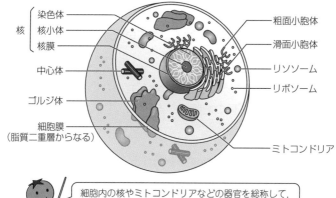

- 核
  - 染色体
  - 核小体
  - 核膜
- 中心体
- ゴルジ体
- 細胞膜（脂質二重層からなる）

- 粗面小胞体
- 滑面小胞体
- リソソーム
- リボソーム
- ミトコンドリア

細胞内の核やミトコンドリアなどの器官を総称して，「細胞小器官」というのよ

▼ 細胞小器官の主な役割

21017-1,2,4,5

細胞小器官	主な役割
細胞膜	細胞内外の仕切り．物質の出入りの調節
核	遺伝子（DNA）の複製や，RNAへの転写が行われる場
核小体	リボソームの生成
リボソーム	DNAから転写されたmRNAのもつアミノ酸配列に基づき，たんぱく質を合成
小胞体	たんぱく質の輸送路．脂質の合成 粗面小胞体（表面にリボソームが付着） →細胞外に分泌するたんぱく質を合成 滑面小胞体（リボソームの付着なし）→ステロイドや脂質を合成
ゴルジ体	たんぱく質の加工，修飾（糖の付加），選別，分泌．物質の輸送
ミトコンドリア	ATP生成・脂肪酸の分解（β酸化）
リソソーム	ゴルジ体で形成される．加水分解酵素を使って不要成分を分解

comment

細胞は基本的に1つの核をもちますが，赤血球の細胞には核がありません．また，骨格筋の細胞には複数の核があるなど，構造が大きく異なる細胞も存在します．

へ〜，それぞれの器官にちゃんと役割が決まっているんだね．
それにしても，
人間の身体がすべて細胞でできているって，
なんだか不思議……．

確かにね．ちなみに，人間では，だいたい1kgあたり
1兆（10^{12}）個の細胞があるといわれているの．

い，1兆個！！
じゃあ，私には51兆個の細胞があるんだ！

51kg
なのね

フム

（……さらっと体重をバラしちゃってるわよ）
もともと，精子と卵子が受精してできる受精卵は
1個の細胞なの．その1個が2個に，2個が4個に，
4個が8個に…とどんどん分裂（細胞分裂）して，
生まれるまでには約3兆個にもなるの．

▼ 細胞分裂

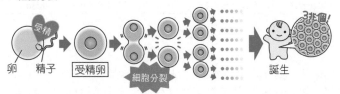

受精

卵　精子　　受精卵　　細胞分裂　　　　　　　　　誕生

そんなふうに増えていくんだ.
受精してから生まれるまでって10カ月ちょっとだよね？
そんなに細胞分裂が進むなんて，びっくり.

すごいスピードよね.

私，受精卵の細胞がどんどん分裂して増えるということも
よく覚えてなかった…….
分裂した細胞は，もとの細胞とどんな点が違うの？

もとの細胞と同じ遺伝情報をもっているから，違いはないわ.
だから，細胞分裂によってできる細胞は，
すべて受精卵細胞のクローンなのよ.

なんか，もう頭がパンクしそう…….

ちょっと整理しましょう.細胞分裂では，
もとの細胞の遺伝情報がすべて引き継がれるの.
ここで重要なのが，染色体の分裂ね.

染色体？　聞いたことはあるけど…….

さっき細胞の構造をみたときに,
核という部分があったでしょう?
核の中には**染色体**がたくさん含まれているのよ.

▼ **細胞と染色体**

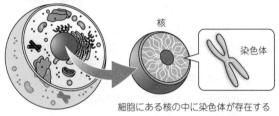

核

染色体

細胞にある核の中に染色体が存在する

染色体は, DNA が集まってできています

 あ,高校でちょっと勉強した気がする.

 そうでしょ.細胞分裂では染色体も分裂するから,
遺伝情報が正しく引き継がれるわけ.

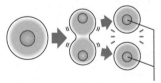

核内の染色体もコピーされている

 ふむふむ.

ちなみに，**染色体**はDNAが連なって
折りたたまれた状態で集まったものなの．
このDNAの中には，**遺伝子**が存在するのよ．

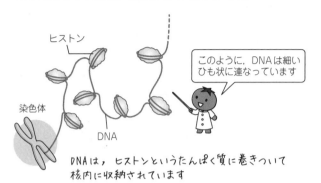

ヒストン

このように，DNAは細い
ひも状に連なっています

染色体

DNA

DNAは，ヒストンというたんぱく質に巻きついて
核内に収納されています

 へ〜．じゃあ，遺伝子にはどんな役割があるの？

「**たんぱく質のレシピ**」と考えると分かりやすいかしら．
それぞれの細胞で生成される
たんぱく質の種類を決めているのが遺伝子なのよ．
たんぱく質の合成について，
生化学の先生に詳しく教えていただきましょう．

💬 lecture

たんぱく質合成のしくみ

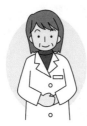

生化学の先生

DNA（デオキシリボ核酸）は，糖（デオキシリボース）とリン酸，塩基で構成される2本の鎖が，らせん状に絡まった状態で存在します．塩基にはA（アデニン），T（チミン），C（シトシン），G（グアニン）の4種類があります．なおRNA（リボ核酸）の塩基は，A，U（ウラシル），C，Gの4種類からなります．

▼ DNA

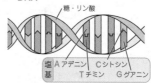

糖・リン酸

塩基　Aアデニン　Cシトシン
　　　Tチミン　　Gグアニン

① （右の図①）DNAを転写してmRNAが作られる.

　このDNAの情報をもとに，DNA塩基配列と相補的*な塩基配列をもつmRNA（メッセンジャー RNA）前駆体が合成されます．その後，このmRNA前駆体に存在する，遺伝情報をもたないイントロンを除去し遺伝情報をもつエクソンのみにする「スプライシング」などの修飾を受けて成熟したmRNAとなり，DNAのもつ遺伝情報が伝達されます．この成熟したmRNAは核から細胞質に移動し，たんぱく質の合成工場であるリボソームと結合します．

② （右の図②）塩基は3つ1組でアミノ酸の暗号になる.

　DNAの塩基配列を転写したmRNAの塩基は，CGGACCUAGCGCC……というように並んでいきますが，これは3つ1組で，アミノ酸の暗号（コドン）になります．GAAとGAGは「グルタミン酸」の暗号，GCA，GCC，GCG，GCUは「アラニン」の暗号……というように．これらのアミノ酸は全部で20種類あります．

③ （右の図③）tRNAがぴったり合うアミノ酸を連れてくる.

　ここへtRNA（トランスファー RNA）がそれぞれの暗号にぴったり合うアミノ酸を連れてmRNAのところにやってきます．アミノ酸が数千〜数十万結合することで，たんぱく質が合成されるのです．これを翻訳といいます．

154 what, why & how for dietitian vol.2

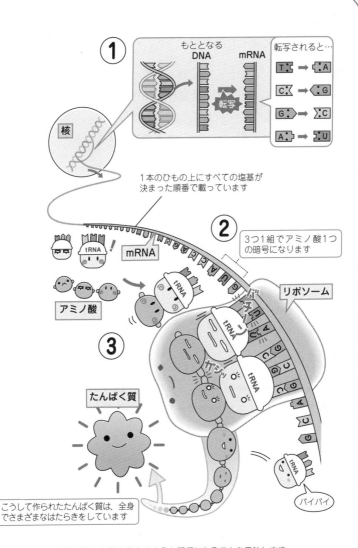

①

もととなる
DNA　mRNA

転写されると…

T → A
C → G
G → C
A → U

転写

核

1本のひもの上にすべての塩基が
決まった順番で載っています

②

3つ1組でアミノ酸1つ
の暗号になります

tRNA　mRNA

アミノ酸

リボソーム

③

たんぱく質

こうして作られたたんぱく質は，全身
でさまざまなはたらきをしています

バイバイ

※相補的：2つの構造が互いに鍵と鍵穴のような関係にあることを意味します．
RNAはDNAの2本鎖のうち1本を読み取って転写するため，RNAの塩
基はDNAの塩基と対になる塩基（A-U，C-Gなど）が決まっています．

たんぱく質を1つ作るのって大変なんだね.
よく分かりました〜.

ちなみに,このたんぱく質を作るための遺伝情報は,
細胞分裂によってできた細胞に引き継がれるの.
人間の細胞は,老化したり脱落したり,
炎症によって傷害されることもあるわよね.

▼ **細胞は容易にダメージを受ける**

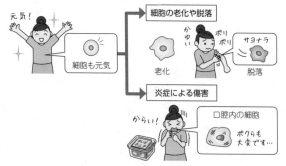

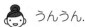
うんうん.

📝 **国試ひとくちメモ**

急性炎症:早期の炎症では血管の拡張や血管透過性の亢進がみられ,炎症
部位に好中球が主体の白血球が集まり,炎症の徴候(発赤・腫脹・疼痛・熱
感)が顕著になります.このような炎症を急性炎症といいます.(21023-1)

慢性炎症:炎症反応が低レベルではあるものの,長期間持続して慢性化
した状態を指します.急性炎症では主に好中球が浸潤していたのに対し,
慢性炎症では**マクロファージやリンパ球**が浸潤細胞の主体となります.組
織を修復する際に,肉芽細胞が形成され,膠原線維(コラーゲン)が沈着
すると,瘢痕が形成されます.(21023-2)

こういうときには細胞分裂を活発にして
新しい細胞を作るんだけど，その際に
遺伝情報がきちんと伝達されているから，
同じ細胞を作ることができるのよ.

じゃあ，たとえば日焼けして肌が黒くなった後，
しばらくするともとの色に戻るのも，
古い細胞の遺伝情報が新しい細胞に伝達されているから？

そういうことね.

▼ 傷ついた細胞と修復

例：日焼け

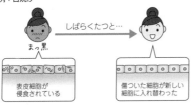

ということは，遺伝子は細胞が傷害される前の正常な細胞と
同じ細胞を作るようにはたらきかけているんだね.

そういうこと. 遺伝情報によって，
古い細胞はだんだんと新しい細胞に置き換えられていくの.
だから，体のなかの細胞はいつも**フレッシュな状態**なのよ.

📝 国試ひとくちメモ

肉芽組織：肉芽組織は，急性炎症に引き続く**組織の修復過程**で一時的に
形成される豊富な毛細血管を含む組織です. 肉芽組織は細胞の欠損が大き
いと欠損部に形成されるもので，やがて膠原繊維に富む硬い結合組織，瘢
痕組織に変化して欠損部を埋めていきます. (21023-3)

comment

一般的には，上皮と上皮をつなぐ結合組織が残っていれば再生は可能です．そのため，足の切断のように，結合組織が分断されて細胞が死んでしまうと，再生が不可能になります．今注目されている再生医療には，結合組織を超えて組織の再生を目指すものもあります．

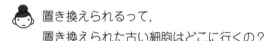 置き換えられるって，
置き換えられた古い細胞はどこに行くの？

良い質問ね．それぞれの細胞は，
アポトーシスという自然死のプログラムをもっているの．
アポトーシスによって死んだ細胞は，
白血球の1つであるマクロファージに食べられるのよ．

▼ アポトーシス

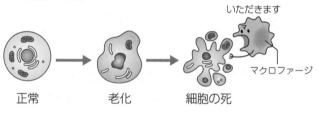

いただきます

マクロファージ

正常　　　　　老化　　　　細胞の死

細胞って，死んだら食べられてしまうんだ……．

そうよ．細胞分裂とアポトーシスはほぼ同じタイミングで
起こるから，細胞の置き換えがスムーズに行われるの．

なるほどなぁ．おもしろいシステムだね．でもさ，
たとえば細胞分裂が進みすぎちゃうことはないの？

細胞分裂は，細胞分裂を促進する遺伝子と，
抑える遺伝子がバランスをとりながら行われるの．
だから，普通はそういうことは起こらないわ．
ただ，何らかの理由で
細胞中の遺伝子に傷がついてしまうと，
このバランスが崩れてしまうの．

▼　細胞の増殖と抑制

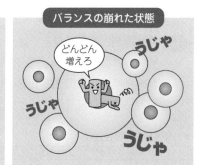

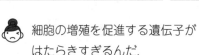細胞の増殖を促進する遺伝子が
はたらきすぎるんだ．

そう．すると，細胞増殖の制御ができなくなって，細胞が
どんどん増えて腫瘍ができてしまう可能性があるのよ．

| comment |

人体のDNAは日常的に傷ついていると考えられており，遺伝子が傷つくこと自体は特別なことではありません．遺伝子が傷ついた結果，がんを増やす遺伝子（がん遺伝子）が活発になり，がん細胞が増えることが問題なのです．

腫瘍って，がんのこと？

良性の腫瘍もあるから，がんとは限らないわ．
がん（悪性腫瘍）は，浸潤や転移により，
最終的に宿主を死に至らしめるという点が，
良性腫瘍との大きな違いなの．

命にかかわる腫瘍とそうでない腫瘍があるのね．
なんでなのかしら．

良性腫瘍と悪性腫瘍とでは，
特徴がかなり違うのが原因といえるわ．たとえば，
がん細胞は成長の速度が速いし，ほかの組織に
染み込むように発育するというのも特徴なの．

▼　良性腫瘍と悪性腫瘍

21023-4

	良性腫瘍	悪性腫瘍（がん）
イメージ	腫瘍 血管 ●周辺組織を押しのけるように発育	転移 ●周辺組織に染み込むように発育
成長速度	遅 い	速 い
転 移	な し	あり（進行期）
生体・生命 への影響	軽 度	重篤（最終的に死に至る）
分化度※	高 い	低 い

※分化度：腫瘍細胞がもとの細胞の性質を残す程度のこと．「未分化」「低分化」「中分化」「高分化」な
　　　　どと表現し，分化度の低い（細胞として未熟な）がん細胞は，悪性度が高く活発に増殖する
　　　　傾向がある．

確かに，かなり特徴に違いがあるわね．

 違いがあるということは，身体にとっては異質な
存在だから，免疫システムなどによって，
がん細胞を排除しようとするの．

 それでも生き残るがん細胞がいるんだね．

 そう．さまざまな治療を行っても，
しぶとく生き延びて増殖するがん細胞はいるわ．
人間の身体は，がん細胞とのタフな戦いをしているのよ．

 ムムム……

| comment |

がんは宿主にとっては異物であり，宿主の免疫によって排除すべきもの
なのですが，それにもかかわらず増殖・転移して生き延びてしまうのは，
がん自らが宿主の免疫から免れるように装ったり，宿主の免疫を低下さ
せたりする能力をもっているためと考えられます．免疫療法には，宿主
の免疫を増強させる方法や，がん細胞を宿主の免疫担当細胞から認識さ
れやすくする薬物（免疫チェックポイント阻害薬）による方法があります．

| comment |

がんに関係する遺伝子のうち，がん細胞の増殖を促す遺伝子は「がん遺
伝子」，増殖を抑える遺伝子は「がん抑制遺伝子」と呼ばれます．がん抑
制遺伝子としては，アポトーシスを制御する「p53」をはじめとして，数
十種類の遺伝子が挙げられています．最近では，人工的にがん抑制遺伝
子を作製して，がんの遺伝子治療に用いる研究も進められています．

がんはどこから発生する？

ちょっと疑問なんだけど，
がんっていろいろなところにできるよね．
でも，たとえば「心臓がん」って聞いたことないわ．
心臓にはできにくいの？

そうね．
がん（悪性腫瘍）には大きく2種類あって，
上皮から発生する「**上皮性のがん**」（癌）と，
上皮以外から発生する「**非上皮性のがん**」（肉腫）に
分けられるのよ.
　　　21023-5
そして，がん（悪性腫瘍）の多くは
上皮性のがん（癌）なので，上皮のない心臓に
がん（悪性腫瘍）が発生することは非常にまれなの．

心臓には上皮がないからなのか．
上皮って皮膚のことを指してるの？

上皮はヒトの体と外界が接する部分のことよ．
だから皮膚ももちろん上皮の1つだけど，もう少し
広い概念でとらえたほうがいいわね．
そうだ！　ちくわを例にして上皮について説明するわね．

ちくわ!?

まず人間をちくわだと仮定してみると，
外界が接するのはどの部分かしら？

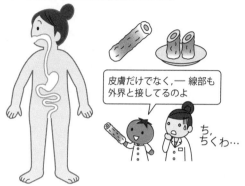

▼　人間をちくわだと仮定してみよう

皮膚だけでなく，── 線部も
外界と接してるのよ

ち,
ちくわ…

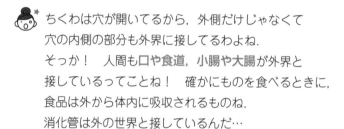

ちくわは穴が開いてるから，外側だけじゃなくて
穴の内側の部分も外界に接してるわよね.
そっか！　人間も**口や食道，小腸や大腸**が外界と
接しているってことね！　確かにものを食べるときに，
食品は外から体内に吸収されるものね.
消化管は外の世界と接しているんだ…

その理解でOKよ.
よく耳にする胃がんや大腸がん，肺がんなどは，
それぞれの臓器の上皮から発生するがんなの.

なるほど〜.　じゃあ非上皮性のがんは，
身体のどこに発生するの？

身体のどこにでも発生するリスクがあるのよ.
非上皮性のがんで代表的なのは，筋肉や脂肪，骨などから
発生するものね.
これらの組織に発生するがんは「**肉腫**」と呼ばれるの.

> **comment**
>
> 一般的に漢字で示される「癌」は「上皮からできる悪性腫瘍」を指す表現です．一方，ひらがなで示される「がん」は悪性腫瘍全体を包括して指すことが多くあります．ただし，一般向けの表現としては両者を区別しないことも多いため，本書では原則としていずれもひらがなの「がん」を使用しています．

 ふーん．でも，どうして上皮以外からもできてしまうの？

詳しい原因はよく分かっていないの．
ただ，がんに比べると肉腫ができるケースはまれなのよ．

がんのことを理解するのって，思ったより複雑……．
そういえば，
がんは上皮から生まれるものが多いって言ってたけど，
上皮ってひとくちに言っても，
口の中の粘膜と胃の上皮は全然違うものだよね？

ええ．上皮は，**円柱上皮**（腺上皮），**扁平上皮**，
移行上皮（尿路上皮）の３つの種類に大別されるの．

> **comment**
>
> 上皮のうち，血管やリンパ管など，中腔に血液やリンパなどの液体を含む部分の内面を覆う単層扁平上皮を，特に内皮といいます．内皮では，血管腫やリンパ管腫といった良性腫瘍が発生する可能性があります．一方，上皮のうち，体腔（心膜腔，胸膜腔，腹膜腔）の内面を覆う単層扁平上皮を，特に中皮（漿膜上皮）といいます．中皮では，中皮腫が発生する可能性があります．

そうなんだ.
Kさんはたしか子宮頸がんの上皮内がんと診断されているけど,
これって,上皮にがんが存在している状態ということよね?

 そうね. 子宮頸がんでは特に**扁平上皮がん**が多いんだけど,
上皮内がんはそのなかでも最も初期のタイプで,
がんが上皮のみにとどまっている状態なの.

 なるほど. ん, 扁平上皮がんって何?

 このことも少し説明しておかないとね.
上皮性のがんの多くは,
扁平上皮がんと腺がんに分けられるの.
扁平上皮がんというのは,文字通り**扁平上皮から発生する**
がんのことで, 腺がんは**消化液や乳汁を分泌する組織**
(腺上皮)にできるがんなの.

▼ **上皮の種類とがん**

20017

上皮の分類		主な機能	存在部位	発生するがん
円柱上皮・立方上皮（腺上皮）	単層	分泌, 吸収, 輸送	消化管上皮, 卵管, 子宮内膜, 腎臓（尿細管）, 肝臓	腺がん（腎細胞がん, 肝細胞がん）
	多列		気管, 気管支, 精管, 鼻腔, 男性尿道	腺がん
扁平上皮	単層	物質の交換, 吸収	血管内皮, 腹膜, 胸膜中皮, 肺胞上皮	血管肉腫, 中皮腫, 肺がん（腺がん）
	重層	保護	皮膚, 口腔, 口唇, 食道, 子宮頸部, 膣	扁平上皮がん
移行上皮（尿路上皮）		膨張・収縮, 保護	腎盂, 腎杯, 尿管, 膀胱	尿路上皮がん（移行上皮がん）

 ふーん. 子宮頸がんは扁平上皮がんが多いんだ.
あれ? 同じ子宮でも, 子宮内膜では腺がんが発生するの?

Chapter

5

悪性腫瘍（がん）

そう．子宮頸部の上皮は扁平上皮で覆われているから，
扁平上皮がんが多いの．逆に，子宮内膜は円柱上皮で
覆われているのよ．円柱上皮では分泌が行われるから……．

腺がんが多いということ？

えぇ．同じように，円柱上皮で覆われている
胃や卵管で起こるがんも，腺がんの割合が90%以上なの．

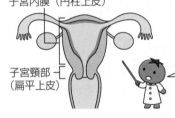

▼ 部位によって，発生するがんのタイプは異なる

子宮内膜（円柱上皮）

子宮頸部
（扁平上皮）

たとえば，子宮内膜は円柱上皮
に覆われているため，腺がん
（子宮体がん）が起こる割合が
非常に高いんです．
一方，子宮頸がんの約8割は
扁平上皮がんです

そうなんだ！
上皮の種類によって，できるがんの種類も変わるんだね．

良い勉強になったみたいね

うん！　でも，どうしてKさんみたいな若い女性が
がんになってしまったんだろう……．

それじゃあ，今度はがんにかかるリスクについて
学んでいきましょう．

がんの危険因子

 Kさんって，趣味は映画鑑賞やお料理作りなの．
タバコも吸わないし，お酒もほとんど飲まないんですって．
病気にかかるリスクは低そうだけど……．

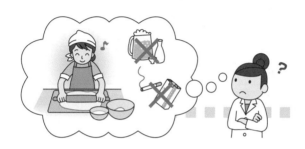

 仮に生活習慣に大きな問題がなくても
がんにかかるリスクはあるのよ．
さまざまな原因が考えられるんだけど，
外的な要因と，内的な要因に大きく分けられるの．
具体的にはこんな感じね．

▼　がんの主な発生原因

外的要因		内的要因	
化学的発がん物質	アスベスト→悪性中皮腫，肺がんタバコのタール→肺がん，膀胱がんなど	遺伝的素因	がん抑制遺伝子の異常→wilms腫瘍，家族性大腸腺腫症　など
物理的発がん物質	放射線→慢性骨髄性白血病　など紫外線→皮膚がん　など	ホルモン	性ホルモン→乳がん，子宮体がん，前立腺がん　など
ウイルス／微生物	ヒトパピローマウイルス（HPV）→子宮頸がん　などHTLV-1→成人T細胞白血病ヘリコバクター・ピロリ→胃がん　などB型肝炎ウイルス（HBV）C型肝炎ウイルス（HCV）→肝細胞がん	免疫	免疫低下状態で腫瘍の発生・増殖が促進されると考えられている
慢性炎症	潰瘍性大腸炎→大腸がん　など		

こんなにたくさんあるんだ…….
内的要因で挙げられているものは，
避けられないものばかりなんだね.

ええ. その一方で，外的要因に挙げられているものは，
避けることができるものが多いわ.

確かに，禁煙したり，紫外線に気をつけたり，
対策ができそうな外的要因は多そう.

そうでしょ．ちなみに，食物や栄養と
がんの発生との関連については，WHOの報告があるのよ．
一部を確認しておきましょう．

▼ 食物・栄養とがん発生との関連についての科学的証拠に基づく評価

関連の強さ	リスクを下げるもの	リスクを上げるもの
確実 (Convincing)	身体活動（結腸）	過体重と肥満 （食道＜腺がん＞，結腸，直腸， 乳房＜閉経後＞，子宮体部，腎臓） 飲酒 （口腔，咽頭，喉頭，食道，肝臓，乳房） アフラトキシン（肝臓） 中国式塩蔵魚（鼻咽頭）
可能性大 (Probable)	野菜・果物 （口腔，食道，胃，結腸，直腸） 身体活動（乳房）	貯蔵肉（結腸，直腸） 塩蔵品および食塩（胃） 熱い飲食物（口腔，咽頭，食道）

WHO technical report series 916. Diet, nutrition and the prevention of chronic diseases.
WHO, Geneva, (2003)

 カッコ内は，影響されるがんのタイプを
示しています

 過体重と肥満に飲酒……．
ギクッとする人も多そうね．
アフラトキシンってカビ毒だっけ？

 ええ．アフラトキシンは，
ピーナッツなどのナッツ類，トウモロコシ，ナツメグ，
トウガラシなどに含まれる**カビ毒**ね．
肝臓がんの原因になることが分かっているの．
ただ，これらの食品の含有量はわずかだから，
食べ過ぎなければ心配ないわ．

良かった．あとは貯蔵肉に食塩，熱いものも
いろいろながんの原因になるんだ．こっちは普段の生活で
摂取しすぎる可能性があるし，気をつけよう．

そうしましょう．その他の外的要因も含めて，
まとめて確認しておきましょう．

▼ **がんの主な外的要因**

21028

疾　患	危　険　因　子
胃がん	塩辛い食品，喫煙，くん製食品，ニトロソアミン，腸上皮化生，ヘリコバクター・ピロリ 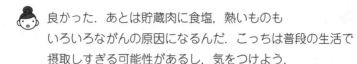
食道がん	喫煙，飲酒，熱い飲食物
結腸がん	高脂肪食，肉食，低い身体活動，腸内細菌叢の変化，遺伝
肝がん	HBV・HCVキャリア アフラトキシン，飲酒
肺がん	喫煙（特に扁平上皮がん），大気汚染，アスベスト（扁平上皮がん，悪性中皮腫）
膵がん	高脂肪食，喫煙
乳がん	高年齢初産，乳がんの家族歴，肥満，未婚で妊娠回数が少ない，無授乳，脂質の過剰摂取，低年齢初経，高年齢閉経
子宮頸がん	初交年齢が若い，早婚，多産，性交回数が多い，貧困，不潔，ヒトパピローマウイルス（HPV），EBウイルス，流産，人工妊娠中絶回数が多い．
子宮体がん	肥満，糖尿病，ピル・エストロゲン常用，未婚，妊娠回数が少ない，乳がん後のタモキシフェン内服
膀胱がん	喫煙，化学染料
皮膚がん	紫外線，ヒ素
白血病	放射線，ベンゼン，〔小児白血病〕ダウン症児，〔成人T細胞白血病〕HTLV-1※キャリア

※　HTLV-1：human T-lymphotropic virus type-I　　　（必ずしも定説になっていない項目も含む）

こんなにたくさんあるの？
しかも，がんの種類によって危険因子も変わるんだね．
子宮頸がんの危険因子に挙げられている，
ヒトパピローマウイルス（HPV）っていうのはなに？

HPVは，比較的近年になって
子宮頸がんとの関連が明らかになったウイルスなの．
ちなみに，ひとくちにHPVといっても，
100種類以上のHPVが存在しているのよ．

そんなにたくさんあるの？

ええ．でもすべての種類のHPVが子宮頸がんの原因に
なるわけではないのよ．原因になりやすい高リスク型のもの
と，低リスク型のものがあるわ．
そこで，高リスク型のなかでも特に検出頻度の多い2種類の
HPV（16型，18型）を中心に3種類のワクチンが日本でも
承認されているの．

え，ワクチン？
ワクチンって，予防接種で使うワクチンのこと？

そうなの．子宮頸がんは，
ワクチンで7割は予防できるといわれていて，
日本を含めた世界中でワクチンの
予防接種が開始されているのよ．

子宮頸がんって予防できるんだ！

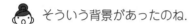 そう．これは画期的なことなの．
ただ日本では，ワクチン接種後に痛みや痺れなどの症状が
まれにみられたことから，ワクチン接種の積極的な勧奨は
2013年から一時中止されているの．ただ最近になって，
予防接種に関する情報提供の方針が決まるなど，
ワクチン接種の積極的な勧奨を再開する動きがでているのよ．
（2021年9月現在）

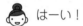 そういう背景があったのね．

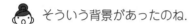 もちろん，HPVワクチン自体の
効果は認められているから，
効果とリスクとを比べて摂取を検討してほしいわね．

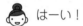 はーい！

> **comment**
>
> 子宮頸がんワクチンの予防接種は，平成25（2013）年4月より，小学6年生または中学1年生（自治体により異なる）～高校1年生の女子を対象に，原則無料で受けられる定期接種となりました．

（……翌日）

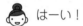 聞いてみたら，
Kさんはワクチン接種はしていなかったそうなの．

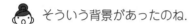 Kさん，後悔されていた？

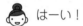 ううん，
「妊娠の可能性を残してもらえただけでも感謝しています」
とおっしゃっていたわ．

もちろん退院後も定期的に検診が必要になるけれど，
前向きでいていただけるのは嬉しいことね.

うん！
あと，私も子宮頸がんの検診を受けてみることにしたわ.

それが良いわね.
医療の進歩によって，がんは早期発見・治療ができれば，
十分治る病気になってきているの.
だからこそ，もっと多くの人に
検診の重要性について知ってほしいわね.

うん. Kさんの手術，成功するといいなぁ.

がんの治療と栄養

 (……がんって，やっぱり手ごわいなぁ.)

 なんだか難しい顔しているじゃない．どうしたの？

 うん．さっき急性骨髄性白血病で入院中のMさんの
ご様子をみてきたんだけど，食欲がないそうなの.

Profile

Mさん
57歳　男性

身長170cm，体重58kg.
BMI 20.1kg/m².
小学校の教師として長年勤めて
きた．健診で血液検査に異常が
見つかり，精密検査で急性骨髄
性白血病と診断される．
化学療法施行のため昨日入院.
奥さんと2人暮らし.

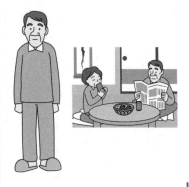

化学療法を行われているのね.
がんの治療は，主に**手術療法**，**薬物療法**，
放射線療法があるんだけど，どの治療法でも，
食欲低下は起こる可能性があるの.

▼ **がん治療の主な方法**

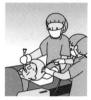

手術療法

薬物療法
（化学療法，分子標的薬,
免疫チェックポイント阻害薬,
ホルモン療法薬 ）

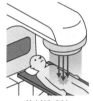

放射線療法

特に化学療法では，食欲低下が多くみられます

 そうなんだ.

 ええ．ちなみに，食欲が低下する原因は，
治療によるものの可能性もあれば，
がん自体である可能性もあるの.

▼ **がん患者さんの食欲低下の原因**

 どんどん
増えるぜ

がん細胞

治療の副作用

抗がん剤などの治療では
食欲が低下するイメージがあったけど，
がん自体も原因になるんだ.

そうよ. がん細胞は，自身が増殖するために
栄養が必要なの. さらに，さまざまなサイトカイン
（TNF-α，IL-1，IL-6，LMFなど）を産生して
身体の筋肉や脂肪を分解して栄養素を取り出すのよ.
ちなみにこのはたらきを異化と呼ぶわ.

▼ がんの増殖と体への影響

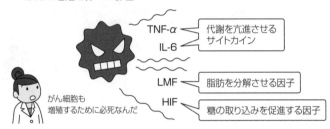

TNF-α
IL-6
代謝を亢進させる
サイトカイン

LMF
脂肪を分解させる因子

HIF
糖の取り込みを促進する因子

がん細胞も
増殖するために必死なんだ

国試ひとくちメモ

サイトカイン：サイトカインはさまざまな刺激によって白血球などから
産生されるたんぱく質で，数百にも及ぶ種類が発見されています. 分泌さ
れたサイトカインは，標的となる細胞（標的細胞）の受容体（レセプター）
と結合することで作用を発現します. その作用は多様ですが，**炎症反応を
引き起こすもの（TNF-αなど）**や，**細胞の分化を促進するもの（IL-4など）**
が有名です.（15033-2，17137-1）

TNF：tumor necrosis factor（腫瘍壊死因子）
IL：interleukin（インターロイキン）
LMF：lipid-mobilizing factor
HIF：hypoxia-inducible transcription factor

そんなことが起こるの!?
身体の筋肉や脂肪が分解されちゃったら,
身体もしんどいわよね.

ええ.体重も減少してしまう可能性があるわ.

それじゃ,がん自体もどんどん
進行してしまうんじゃないかしら.

そうね.しかもがんが進行すると
がん悪液質という状態になる可能性があるの.
がん悪液質は体重減少と食欲不振を伴うがんの合併症なの.
食べても代謝障害などによって正常に栄養素が吸収されず,
骨格筋が減っていってしまうのよ.

Chapter

5

悪性腫瘍（がん）

| comment |

悪液質はがん以外でも,慢性疾患による栄養不良の終末像として起こります.本書では,がんを原因とする悪液質を「がん悪液質」と呼んでいます.

そんな，食べても体重減少に歯止めがかからないなんて
致命的じゃない．

そうね．経腸栄養などを用いても，
治療効果は薄いといわれているわ．
だからなるべく早いうちから患者さんに介入して
栄養管理によって体重を維持しつつ，
がんの治療を進めていく必要があるの．

でも，食欲が低下している患者さんに
たくさん食事していただくのは難しいわよね．

そうね，工夫が必要よ．Mさんのケースをみながら，
栄養面からできることを考えていきましょう．

うん．やっぱり食欲がないというのが気になるわね．
スープのにおいを嗅ぐのもおつらいようなの．

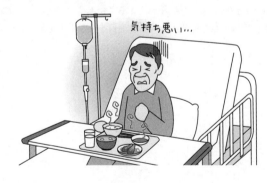

化学療法では，**食欲不振**や**悪心**（吐き気）・**嘔吐**
などの副作用がよくみられるのよ．

21133-2

▼　**がんの化学療法による主な副作用**

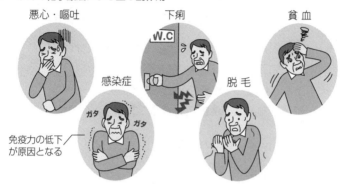

悪心・嘔吐

下痢

貧血

感染症

脱毛

免疫力の低下
が原因となる

そのほかに口内炎や便秘，しびれ，出血傾向などもみられます

気持ち悪くなったり，吐き気がしたりしたら，
食事を楽しめなくなってしまうかも……．

ええ．だから，患者さんの様子を
その都度確認して，食べやすいものや
タイミングを考えたいわね．回数や量もなるべく
患者さんの負担やストレスにならないようにしたいわ．
栄養サポートチーム（3章参照）が
介入するケースも多いのよ．

Chapter

5

悪
性
腫
瘍
（
が
ん
）

もし，全然食欲がない状態が続いてしまったら？

栄養補助食品なども取り入れて，
栄養を補給する方法を考えるわ．それでも難しい場合は，
経腸栄養や静脈栄養を選択する可能性もあるわね．

了解．栄養状態を良好に保っていただきたいけれど，
経口で栄養を摂るには障害もあるし，
ストレスになってしまうこともあるから，
一時的でもほかの選択肢も考えておくべきなのね．

そういうこと．Mさんの治療，うまくいってほしいわね．

（……数日後）

ねぇ聞いて！
Mさんの病状や希望を聞きとりながら
食事内容を調整したら，食事が摂れたのよ！

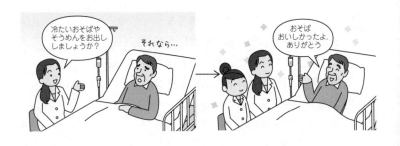

それは良かったわね.

 「化学療法をしている間は,食事が
食べられないかもしれないと思っていたけど,
工夫してくれてありがとう」
なんて言われちゃったの. 本当にうれしくて！
やっぱり,患者さんの状態に合った
献立を考えるのって,大事なんだね.

 そうね. 化学療法では,食欲の減退だけでなく,
味覚の変化など,患者さんが訴える副作用はさまざまなの.
だから,慎重に対応していきましょう.

 はい！ 私も,もっとレベルアップするぞー！

| comment

日本で最初のがん悪液質治療薬であるグレリン様作用薬「エドルミズ錠
50mg」（一般名：アナモレリン塩酸塩錠）が,2021年1月22日に承認
されました. 非小細胞肺癌,胃癌,膵癌,大腸癌における悪液質患者が
投与対象となります.

緩和ケアとは

そういえば，Mさんの治療で
緩和ケアが入っていたんだけど，病状が厳しいのかな…
緩和ケアって，治らない末期の患者さんが受けるのよね？

いいえ．緩和ケアは病状が進行してからではなく
がんの診断時から治療と並行して行われるものなのよ．

そうなの!?

がんになると患者さんはさまざまな苦痛を感じるの．
緩和ケアは，患者さんとその家族の苦痛を，
身体的・心理社会的・スピリチュアル的に早期から和らげ，
QOLを改善するのが目的なのよ．

がんによる問題って確かにいろいろあると思うわ．
がんと診断を受けたらすごくショックを受けるでしょうし，
がん自体の痛み，治療の副作用，お仕事への影響，治療費の
問題，将来の不安や死への恐怖もあるわよね．

そうなの．だから，がんと診断された時から
緩和ケアが行われる必要があるのよ．

▼ **緩和ケアチームによるサポート（イメージ）**

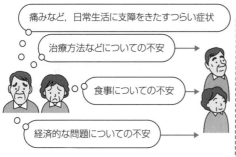
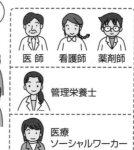

痛みなど，日常生活に支障をきたすつらい症状

治療方法などについての不安

食事についての不安

経済的な問題についての不安

医 師　看護師　薬剤師

管理栄養士

医療
ソーシャルワーカー

----- 緩和ケアチーム -----

 わぁ，それって心強いね！

そうよね．患者さんに
「ひとりでがんと闘うわけじゃない」と
思っていただくことが，がんの治療ではとても大事なの．

がんの種類や患者さんによっても
痛みや不安なことは異なるはずだし，
専門家に相談して，納得してから治療に臨めるのは
心強いわ．

ちなみに，今あなたが言ったように
病気の概要と治療について患者さんに伝え，
納得したうえで治療を進めることを，
インフォームド・コンセントというわ．

あ，聞いたことがある．

そうでしょう．インフォームド・コンセントは，
治療方法などについて医療者側が患者さんに
押しつけるのではなく，治療のメリットとリスクについて
正しい説明を患者さんが受けて理解し，患者さんやご家族が，
自分たちの価値観や信条，事情を医療者に伝えて，
医療者と患者さんとご家族間で
合意形成されることを指す言葉よ．

確かに，あたりまえのようだけど
患者さんがご自身の病気と治療について
きちんと納得したうえで治療を受けるのって，
大事なことだよね．

また1つ学べたようね．
ちなみに，緩和ケアはさまざまな場で受けることができるのよ．

▼ 緩和ケアをさまざまな場で受けられる

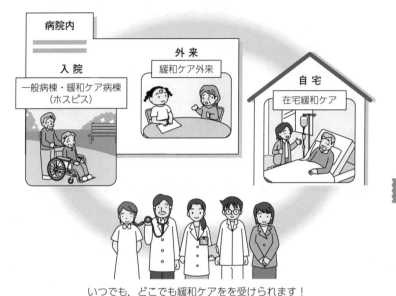

病院内

入 院
一般病棟・緩和ケア病棟
（ホスピス）

外 来
緩和ケア外来

自 宅
在宅緩和ケア

いつでも，どこでも緩和ケアをを受けられます！

Mさんは退院した後も，
いろいろな場で緩和ケアを受けられるんだね.

そうなの．がんの存在は，
精神的にも肉体的にも苦痛の原因になるから，
適切なケアによって痛みを和らげるのが
重要なのよ.

はい！　じゃあ，がんと闘う患者さんのために，
管理栄養士にはどんなことができるかしら？

Chapter **5**

悪性腫瘍（がん）

患者さんによっては
食べたり飲んだりするのが難しい方もいらっしゃるから，
食事形態の工夫をご提案することや，
ご自宅で療養する患者さん向けには
食事内容をアドバイスすることも必要ね．

よーし，私もちゃんとアドバイスできるように勉強しよう！

その意気よ！

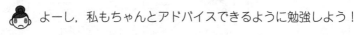国試ひとくちメモ

ターミナルケア：終末期の医療および看護を終末期医療またはターミナル
ケアといい，本人の意思を尊重したうえで，医療とケアの提供を行います．
終末期における食事では，患者の希望に合わせて，経口摂取や嗜好に合っ
た食事提供など可能な範囲で応えられるように援助します．（21133-5）

がんの近年の動向

　悪性腫瘍（がん，悪性新生物）による死亡数は，およそ37万6,425人〔令和元（2019）年〕で，総死亡者数の約30％を占める日本の死因第1位の疾病です。日本人の約3人に1人はがんで死亡している計算になります。年齢調整死亡率を部位別にみると，男性は1位から肺，大腸，胃の順となり，女性は乳房，大腸，肺となっています。

　医療の進歩に伴い，胃がんなどで死亡する人は減少していますが，膵がんや乳房がんによる死亡の割合は上昇しています。死亡率が上昇しているこれらのがんは欧米に多くみられるもので，日本人は食生活だけでなく，がんの罹患傾向も欧米化しているといえるでしょう。

悪性腫瘍（がん）

▼　がんの近年の動向（年齢調整死亡率〔人口10万対〕より作成）

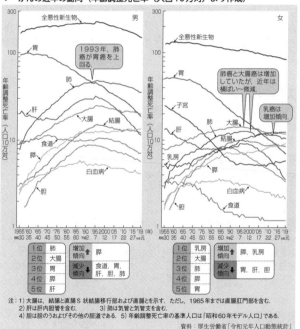

注：1）大腸は，結腸と直腸S状結腸移行部および直腸とを示す。ただし，1965年までは直腸肛門部を含む。
　　2）肝は肝内胆管を含む。　　3）肺は気管と気管支を含む。
　　4）胆は胆のうおよびその他の胆道である。　5）年齢調整死亡率の基準人口は「昭和60年モデル人口」である。

資料：厚生労働省「令和元年人口動態統計」

Check it out!

覚えられましたか？

この章の重要事項を赤シートで隠してチェック！

☐ 良性腫瘍は周辺組織を押しのけるように発育し，成長速度は遅い．一方で，悪性腫瘍は周辺組織に染み込むように発育し，成長速度は速い．また浸潤や転移によって生命に影響を及ぼす．(p160)

- -

☐ がんは上皮から発生する．上皮は，円柱上皮，扁平上皮，移行上皮の3つの種類に大別され，上皮性がんの多くは，扁平上皮がんと腺がんに分けられる．(p162-165)

- -

☐ 子宮頸がんの外的要因はヒトパピローマウイルス（HPV）である．ワクチンで原因の7割を予防できるため世界中で予防接種が開始されている．(p171-173)

- -

☐ がんの治療は，手術療法，放射線療法，薬物療法などがあり，特に薬物療法のうち化学療法では食欲低下が多く見られるため，悪液質に至る前に栄養状態の改善を図る．(p175-178)

- -

☐ がんの治療は，インフォームド・コンセントに基づき病気の概要や治療について納得したうえで治療を進めていく．(p183)

国試にチャレンジ

この章を読むと解けるようになる国試問題が別冊に収録されています．章の内容が理解できているか，チェックしてみましょう！

別冊 p.10 へ

QB・RBを活用しよう

この章と関連した問題集『クエスチョン・バンク』，参考書『レビューブック』のページを下記のQRコードで確認しましょう！

胃がん切除と術後のケア

胃がんは，わが国において部位別の悪性新生物による死亡率として男性で第2位，女性で第5位を占めており，年間約4.3万人（2019年）の方が亡くなっています．発症の原因と治療について確認しましょう．

胃の役割

（胃の構造について勉強中の栄子）

あら，何を勉強しているの？

胃について勉強しておこうと思って．
明日から消化器病棟を見学予定だから，
まずは胃から予習していたのよ．

感心ね．胃については以前 (1巻1章参照) も
少し触れたけど，覚えているかしら？

そうね．以前学んだところだと，
胃の構造やはたらきは一応覚えているつもりよ．

▼ 胃の解剖

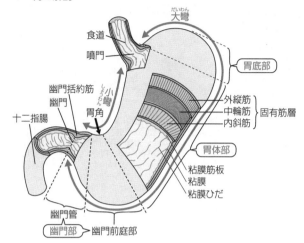

大彎

食道
噴門
胃底部

幽門括約筋
幽門
小彎
胃角
十二指腸

外縦筋
中輪筋
内斜筋
固有筋層

胃体部

粘膜筋板
粘膜
粘膜ひだ

幽門管
幽門部　幽門前庭部

胃は食べ物をどんなふうに
処理するんだったかしら？　説明してみて！

食事を摂ると，食べ物は食塊（食物の塊）
となって食道から胃へと流入するのよね．
で，胃は**蠕動運動**によって
食物と胃液を混ぜて，粥状にするんだったわ.

食塊の受け入れ	蠕動運動		十二指腸への排出

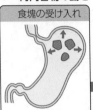
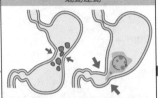

- 胃に食塊が入ると迷走神経反射により胃の上部が弛緩する.

- 胃体部中央付近からの蠕動運動が起こり,食塊が移動する.

- 幽門部に蠕動が伝わると内腔が閉鎖し,食塊は再び胃体部へと押し戻され,胃液と混ぜ合わされる.この一連の動きのなかで食塊は粉砕される.

- 胃内圧が十二指腸内圧を超えると幽門が開き,粥状液が少しずつ送り出される.

しっかり覚えているじゃない.

そうでしょ？　胃は一時的に食塊を貯留して,
少しずつ十二指腸側に運んでくれているのよね.

そうね.

よし,これなら消化器病棟も大丈夫,よね？

残念だけど,あなたが理解しているのは
まだ基本の「き」のほんの一部でしかないわ.
明日からしっかり勉強してきてね.

は,はい……．

胃は切除しても大丈夫？

（消化器病棟を見学した栄子）

 消化器病棟はどうだった？

 うーん，難しかった…….　Aさんという患者さんの
栄養相談を見学させていただいたんだけど…….

Profile

Aさん
62歳　男性

単身赴任生活が長く，外食・飲
酒が多い.
喫煙歴も40年以上.
5年前に胃潰瘍と診断された
が，症状は軽く，内服薬で完治.
現在は特に病気の自覚はない
が，2年ぶりに受けた健康診断
の上部消化管内視鏡検査で胃が
んが判明した.　胃切除の手術を
控えている.

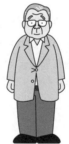
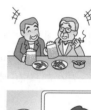

胃がんの患者さんなのね.
胃がんは，**内視鏡検査**と**病理診断（検査）**によって
確定診断を行って，さらに進行度の診断を行うの.

▼ 胃がんの診断

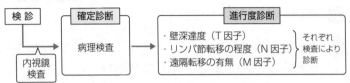

Aさんは壁の深達度はT2，
領域リンパ節への転移はなし（=N0），
領域リンパ節以外への転移もないそうよ（=M0）.
でも，この深達度っていうのは何を示しているの？

深達度は，**胃壁のどの部分まで
がんが達しているか**を示すものなの．T2というのは，
がんが胃壁の固有筋層まで達しているという意味よ.

▼ 胃壁と胃がんの分類

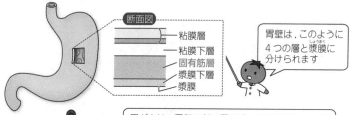

断面図

- 粘膜層
- 粘膜下層
- 固有筋層
- 漿膜下層
- 漿膜

胃壁は，このように
4つの層と漿膜に
分けられます

胃がんは，胃壁のどの層に達しているかによって
早期がんと進行がんに分類されるの

なるほど

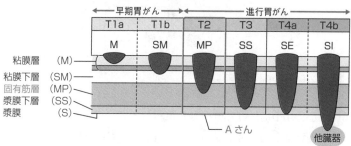

	←—— 早期胃がん ——→		←——————— 進行胃がん ———————→			
	T1a	T1b	T2	T3	T4a	T4b
	M	SM	MP	SS	SE	SI
粘膜層　　　(M)						
粘膜下層　　(SM)						
固有筋層　　(MP)						
漿膜下層　　(SS)						
漿膜　　　　(S)						

Aさん

他臓器

Chapter 6

胃がん切除と術後のケア

| comment |

胃がんは，がんの浸潤が粘膜下層までにとどまる早期胃がんと，固有筋層以下に浸潤した進行胃がんとに分けられます．なお，この分類はリンパ節などへの転移とは関係ないので，早期胃がんでも転移の可能性はあります．

なるほどね．これ以上進行すると，どんな影響があるの？

 進行次第では，がんが漿膜を突き破って
腹腔に撒き散らされる可能性があるの．
これを**腹膜播種**といって，転移の原因の１つなのよ．

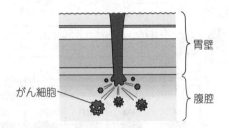

がん細胞

胃壁

腹腔

 胃を突き破るなんて……．

 このように，がんはほかの臓器などに
転移する可能性があって，これがやっかいなの．
胃がんの主な転移ルートについて説明するわね．

	転移を起こす流れ
腹膜播種	がんが胃の壁を突き破って，がん細胞が胃の外（腹腔内）へ散らばる．その後，腹腔内を覆う腹膜の至るところで種を播いたようにがん細胞が増殖する（これを播種という）．腹膜に播種で生じた病巣は，がん性腹膜炎を引き起こして腹水の原因となる．
血行性転移	胃壁内の静脈にがん細胞が入り込み，血流に乗ってほかの臓器に転移（遠隔転移）する．門脈を通って肝臓に転移するほか，骨転移，副腎転移なども起こる．
リンパ行性転移	胃壁内のリンパ管にがん細胞が入り込み，リンパの流れに乗って広がる．まず胃の周囲にあるリンパ節に転移し，進行すると胃から離れたリンパ節までどんどん転移していく．

Aさん，転移がなかっただけでも良かったのかも．

そうね．転移がある場合は，治療方法も変わってくるからね．詳しいことを医師に教えていただきましょう．

Chapter
6
胃がん切除と術後のケア

胃がんの治療

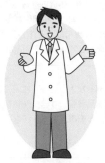

消化器外科医

胃がんの治療は，がんが発生した原発巣の切除が第一選択となります．この場合，胃の切除範囲は，がんのできた場所と大きさ，早期がんか進行がんかによって決まります．なお，胃の一部を切除することを部分切除といいます．

リンパ節への転移がなく，粘膜層にとどまっている初期段階の胃がんは，内視鏡で切除できることもあります．一方，リンパ節へすでに転移している，もしくは転移の可能性があるがんの場合は，胃切除と同時にリンパ節の切除（リンパ節郭清）も行います．この場合，内視鏡では切除ができないため，外科的手術を行う必要があります．

原発巣を切除したのちに，術後の再発を予防するために化学療法を行う場合もあります．胃がんの診断の時点で遠隔転移がある場合は，化学療法を中心に行います．最近では，化学療法と手術を組み合わせて，遠隔転移の治療も積極的に行うようになりました．なお，がんによる症状（胃の狭窄，腫瘍［がん］からの出血など）がある場合に，治癒は望めないものの，症状を緩和するための手術を行うことがあります．

転移の有無で治療方法も変わるんだ. ちなみに,
Aさんは胃を全部摘出（全摘）するそうなの.

 胃がんの外科的治療では,
できるだけ胃を残して切除するようにするんだけど,
Aさんの場合, 胃の広い範囲にがんが広がっていたから,
胃を全摘する必要があるのね.

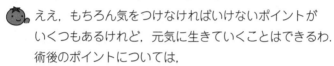 胃って, 全摘してしまっても大丈夫なものなの?

 ええ, もちろん気をつけなければいけないポイントが
いくつもあるけれど, 元気に生きていくことはできるわ.
術後のポイントについては,
改めて説明するわね (p207参照).

胃がんの統計とリスク

 がんにさまざまな種類があることは
これまでに説明してきたけれど,
特に胃がんは日本人がかかりやすいがんといえるわ.

▼ 胃がんの統計

罹患率（2017年※1）		死亡率（2019年※2）	
男性	女性	男性	女性
2位	5位	2位	5位

※1　国立がん研究センターがん情報サービス［がん登録・統計］（全国がん登録）をもとに作成.
※2　人口動態統計をもとに作成

▼ 胃がんの患者の年代

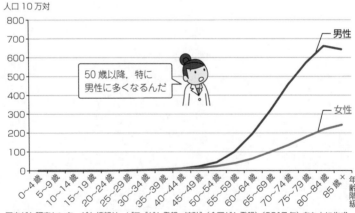

人口10万対

50歳以降, 特に男性に多くなるんだ

男性

女性

年齢階級

国立がん研究センターがん情報サービス［がん登録・統計］（全国がん登録）（2017年）をもとに作成.

 本当だ. 男性でも女性でも多いんだね.
なんで日本人に多いの?

日本人の食生活が，胃がんのリスクファクターと
関連が深いからよ．
胃がんのリスクファクター（リスク因子）として，
以下のものが挙げられるわ．

▼ **胃がんのリスクファクター**

やっぱり
肉だな

| ピロリ菌の感染 | 食塩の過剰摂取 | 喫 煙 | 野菜の摂取不足 |

あ！　日本人は食塩の摂取量が他の国よりも多いのよね．
それが原因なのかしら？

そういうことね．

それにしてもＡさん，
このリスクファクターをたくさん持っているわね．
40年以上喫煙を続けているそうだし，
ラーメン（食塩を多く含有する）を
毎週1度は召し上がっているそうよ．

それは大変ね．

（……看護師さんに確認してきた栄子）
Aさん，胃潰瘍になったときに
ピロリ菌も見つかったそうよ.

通常，胃では胃酸が分泌されているから，
細菌は生存できないの．ピロリ菌も細菌なんだけど，
この菌は**ウレアーゼ**という酵素を分泌することで，
胃の中で生き続けることができるのよ.

▼ ピロリ菌

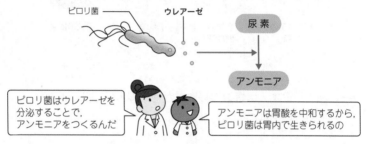

ピロリ菌はウレアーゼを
分泌することで,
アンモニアをつくるんだ

アンモニアは胃酸を中和するから,
ピロリ菌は胃内で生きられるの

なぜピロリ菌があるとリスクになるの？

こうして胃に定着したピロリ菌が
長い期間をかけて胃粘膜を傷害することが，
胃がん発生の原因の1つだと考えられているの．ちなみに，
ほとんどの胃がん患者さんがピロリ菌感染者なのよ.

> **comment**
>
> ピロリ菌は，胃がんのほか，胃炎や消化管潰瘍の原因にもなると考えられています．乳幼児期に感染すると終生胃に生息する可能性が高く，衛生状態の良くない環境で乳幼児期を過ごした人は特に注意が必要です．

 ほ，本当に！？

 ええ．ピロリ菌を保菌しているからといって
必ず胃がんになるわけではないけれど，
ピロリ菌は除去が可能だから，
もし見つかった場合は除去してほしいわね．

 了解．Aさんの手術，うまくいってほしいなぁ．

> **comment**
>
> ピロリ菌の除去により胃がんの発生リスクは低下しますが，ゼロにはなりません．そのため，除菌後も定期的な内視鏡検査が必要です．

周術期の栄養

Aさん，いくつも検査を行って，
手術があさってに決まったそうよ.
栄養状態には大きな問題がないそうなの. 良かった.

それはうれしいニュースね. でも，胃の切除のように
侵襲（体に傷害を与える度合い）が大きな手術では，
周術期の管理が大事になるの. Aさん，
少なくとも術前の栄養状態には大きな問題がないようね.

▼ 周術期の考え方

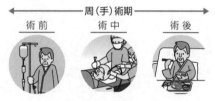

栄養状態に問題がある患者さんでは，
どんな管理が必要になるの？

たとえば，胃がんの術前には
これらの管理が検討されるわ.

▼ 胃がんの術前栄養管理

```
                              ┌──────────────┐
                              │  低たんぱく血症  │
                              └──────────────┘
┌──────────────┐     ┌──────────────────┐  ┌──────────────────┐
│   術前の貧血    │     │  腸管が使用可能な場合  │  │  腸管が使用不可能な場合 │
│ （鉄欠乏性貧血の場合）│     ├──────────────────┤  ├──────────────────┤
├──────────────┤     │・経腸栄養剤を，経口もしくは│  │ 中心静脈栄養を用いる    │
│・出血のコントロールや │     │ 経鼻経管，または胃ろうから投与│  │                  │
│ 鉄剤投与，輸血など  │     └──────────────────┘  └──────────────────┘
└──────────────┘
```

※進行がんで転移がみられる場合は，より詳細なアセスメントが必要となる.

低たんぱく血症は，縫合不全や術後の出血，術後の感染などの原因になるし，膠質浸透圧の低下を招くから，術前の十分な対応が必要なの

その他，脱水や電解質異常への対応や，免疫能の改善が期待できる栄養素を含んだ経腸栄養剤の投与（術前免疫栄養）も検討されます

 特に**低たんぱく血症**には注意が必要なんだ.

そうね. 術後の合併症リスクを減らすためにも，
低たんぱく血症の是正が望ましいの.

手術中はどうなんだろう. 急に胃がなくなると考えると，
血中の水分や栄養素のバランスにも注意が必要よね.

そうね. 手術中は，輸液によって
水分やエネルギーなどを補給するわ.
輸液剤には電解質輸液剤や栄養素輸液剤などがあって，
必要に応じて使い分けるのよ.
ちなみに，手術を行った直後も輸液を続けて，
水分や栄養素のバランスを整えるわ.

食事が摂れるようになるのはいつから？

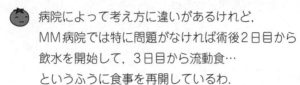 病院によって考え方に違いがあるけれど，
MM病院では特に問題がなければ術後2日目から
飲水を開始して，3日目から流動食…
というふうに食事を再開しているわ.

▼ **食事の展開**

術 後 3日目	術 後 4日目	術 後 6～7日目	術 後 8日目
流動食	三分粥	五分粥	全粥

 食事の再開は思ったより早いんだね.

 ええ. これまでの治療結果から，
早期の食事再開は，栄養状態の悪化を避けられ，
入院期間の短縮などにも有効なことが分かっているの.
ただし，食事の食べ方や栄養素については
気をつけるべきポイントもあるわ.
詳しいことは，Aさんの手術後に説明するわね.

 よろしくね！

胃食道逆流症を防ぐ

 Aさんの手術，おととい終わって無事成功したの！
それで，今日から飲水を開始されたから，
ちょっと病棟を見に行ってきたんだけど……．

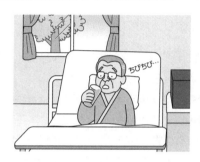

 お水をすごくちびちび飲んでいらっしゃるの．
ちょっと心配になっちゃって……．

 それなら心配しなくて大丈夫．
術後のこの時期は，Aさんに少しずつ
飲んでもらうようにお願いしているはずよ．
理由を考えてみましょう．ヒントだけど，胃には食塊を
一時的に貯留する役割があったわよね．

 うん．それが無くなってしまったわけだから，
飲んだり食べたりしたときに，消化管の
負担は大きくなると思うわ．
あ，だからAさんには少しずつ
お水を飲むようにしてもらっていたのかな？

そうなの．実は，食道の下部には
下部食道括約部（**LES**：Lower Esophageal Sphincter）
という部分があって，
このLESが食べものの**逆流**を防ぐ大切な役割をしているの．
でも，胃が切除されると
LESがうまく機能しなくなることがあるの．

それってつまり，食べたものが逆流しちゃうってこと？

えぇ.逆流に伴う不快な症状や食道炎などを起こす病態の総称を，
胃食道逆流症（GERD）と呼ぶわ．
その中でも，内視鏡で食道炎が認められるものは
逆流性食道炎というのよ．
Aさんのように胃の切除を行った患者さんは，
この逆流性食道炎を起こすことが多いわ．

そうなんだ．食道炎が起きているなら，
食べるのも大変そうだわ．

そうね．だからAさんには逆流が起きないように，
水分や食べものを少しずつ摂る
習慣をつけてもらっているところのはずよ．

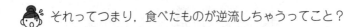

| comment

胃食道逆流症は大きく2つに分かれ，内視鏡で食道炎がみとめられるもの
を「逆流性食道炎（びらん性胃食道逆流症）」と呼び，内視鏡で食道炎は
確認できないものの，逆流による不快な自覚症状があるものを「非びら
ん性胃食道逆流症」と呼びます．

▼ LES圧と胃切除による胃食道逆流症

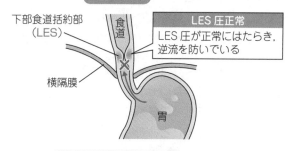

正常

下部食道括約部
（LES）

食道

横隔膜

胃

LES 圧正常
LES 圧が正常にはたらき，
逆流を防いでいる

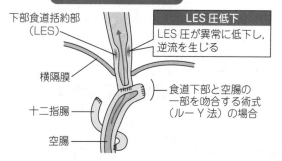

胃食道逆流症（胃切除時）

下部食道括約部
（LES）

横隔膜

十二指腸

空腸

LES 圧低下
LES 圧が異常に低下し，
逆流を生じる

食道下部と空腸の
一部を吻合する術式
（ルー Y 法）の場合

| comment |

十二指腸は，その構造上の理由から，食道まで届かないため，ルー Y 法
では空腸を持ち上げて食道とつなげています．

 でも，胃を全摘しても逆流は起こるの？

ええ．胃全摘患者さんの場合，
主に胆汁や膵液が逆流してくるわ．
胃食道逆流症では，食後に胸やけが起こったり，
食後時間がたっても不快感が続いたりすることが多いのよ．

食べると気持ち悪くなっちゃう状態だと，
食事の量が減ってしまいそう……．
でも，胃食道逆流症って普通の人でも起こりそうね．
わたしも胸やけすることあるし．

実はそうなの．胃食道逆流症は，ストレスや胃酸の過剰分泌，
飲酒や不規則な生活なども発症の原因になると
考えられているわ．

▼　胃食道逆流症は胃切除以外でも起こる

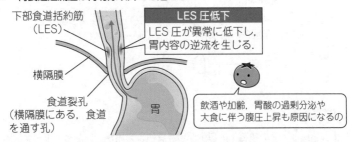

下部食道括約筋
（LES）

LES 圧低下
LES 圧が異常に低下し，
胃内容の逆流を生じる．

横隔膜

食道裂孔
（横隔膜にある，食道
を通す孔）

胃

飲酒や加齢，胃酸の過剰分泌や
大食に伴う腹圧上昇も原因になるの

国試ひとくちメモ

胃食道逆流症の原因：ストレスや胃酸の過剰分泌などのほかにも食道裂
孔ヘルニアがあります．食道裂孔ヘルニアは，胃などの腹部臓器が縦隔（左
右の肺の間の部分）に入り込んだ状態で，高齢の女性に頻発します．
（15037-2）

普通の人でも起こる可能性は十分あるんだね.

そうよ. Aさんには胃がなくなっていることをよく意識して,
<u>頻回食（分割食）をゆっくり食べるクセをつけて</u>
もらうようにしましょう.
_{17127-2 18127-3}
それと, 食後は横にならず, **ファーラー位** (p136参照)
のように上体を起こしていただくと良いわね.
_{17127-1 18127-5}

 なるほど.

胃食道逆流症の場合は, LES圧の低下を
引き起こす食品（**カフェイン, かんきつ類**）や,
胃排出遅延を引き起こす食品（**高脂肪食**）などは
避けていただくようアドバイスするわ.
_{17127-3-5 18127-1.2}

 消化管を刺激しないように気をつけないとね.

ダンピング症候群

 Aさん, 今日から五分粥を召し上がっていらしたわ.
特に問題もなさそうで良かった.

ここまでは順調のようね.
ただ, 食事を召し上がった後のご様子には注意しましょう.
特に, **ダンピング症候群**には注意しないとね.

 また知らない言葉が出てきた…….

ちゃんと説明するから頑張って.
ダンピング症候群は,「dump」(ダンプ) =「どさっと落とす」
という言葉から名づけられているの.

 もしかして, ダンプカーと同じ語源?

そうよ. まず, 飲食物の分解について復習しましょう.
食後に食べものが分解されるとき,
分解にかかる時間は栄養素ごとに異なるの.

▼ **三大栄養素の胃内滞留時間**

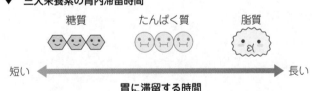

糖質　　　たんぱく質　　　脂質

短い　　　　　　　　　　　　長い

胃に滞留する時間

脂質はじっくり，糖質は短時間で分解できるんだね．
だから，胃に滞留する時間も違うんだ．

ところが，胃を切除しちゃうと，
食べたものを胃にとどめておけなくなるわよね．

あ，そうだね．胃で分泌されていた消化酵素や胃液も
出なくなるから，
食べたものが消化されずに小腸まで一気に到達（＝dump）
するわね．小腸もビックリするんじゃないかしら．

そうなの．だから，胃を切除すると，
食後に腹痛や動悸などが起こることがあるのよ．
これをダンピング症候群というの．

ダンピング症候群は，摂取した食べ物が
小腸内に急速に流入することが原因で起こるの. [20177]
食後30分後に起こるものと，食後2〜3時間後に
みられるものの2つのタイプがあるの.

▼ 早期・後期ダンピング症候群の主な症状

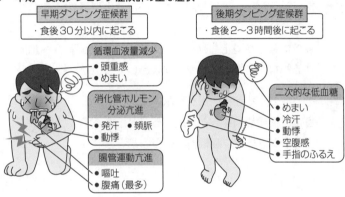

早期ダンピング症候群
・食後30分以内に起こる

循環血液量減少
● 頭重感
● めまい

消化管ホルモン
分泌亢進
● 発汗　● 頻脈
● 動悸

腸管運動亢進
● 嘔吐
● 腹痛（最多）

後期ダンピング症候群
・食後2〜3時間後に起こる

二次的な低血糖
● めまい
● 冷汗
● 動悸
● 空腹感
● 手指のふるえ

同じ「ダンピング症候群」っていう名称でも，
症状には違いがあるんだ. 食後すぐだと，
消化管ホルモンの分泌や腸管運動が亢進するのは
イメージできるけど，循環血液量はなぜ減るんだろう.

じゃあ，そこのところを説明するわ.
食事によって，浸透圧の高い（＝高張）食塊が
小腸に流入すると，細胞外液が腸管内へ移動するの.
これが循環血液量の減少につながるのよ.

浸透圧が関係しているんだね．後でちゃんと
確認しておこう (p244参照)．じゃあ，後期ダンピング症候群で
みられる低血糖はなぜ起こるの？

一気に食事をすると血糖値も急激に上昇して，
膵臓から分泌されるインスリンの量が
過剰になってしまうの．インスリンには
血液中の糖（＝血糖）を細胞に取り込む役割があるから，
インスリンの過剰分泌によって血糖が
細胞に取り込まれて，低血糖になってしまうというわけ．

なるほど．それぞれのダンピング症候群は，
どちらも食事が原因にはなるけど，機序
（≒結果に至るまでの流れ）に違いがあるんだね．

そういうこと．それじゃあ，ダンピング症候群に
至るまでの流れを確認しておきましょう．

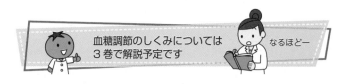

血糖調節のしくみについては
3巻で解説予定です

なるほどー

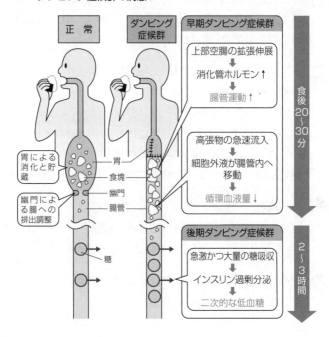

▼ ダンピング症候群の病態

正常

ダンピング症候群

早期ダンピング症候群

上部空腸の拡張伸展
↓
消化管ホルモン↑
↓
腸管運動↑

食後20〜30分

高張物の急速流入
↓
細胞外液が腸管内へ移動
↓
循環血液量↓

胃による消化と貯蔵

胃
食塊
幽門
腸管

幽門による腸への排出調整

糖

後期ダンピング症候群

急激かつ大量の糖吸収
↓
インスリン過剰分泌
↓
二次的な低血糖

2〜3時間

ダンピング症候群は，治療することはできるの？

えぇ．**食事療法**によって改善が可能よ．治療の基本は，**食事の回数を増やす**ことと，**食事内容の変更**になるわ．

▼ ダンピング症候群を防ぐための食事

20178

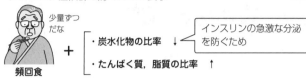

少量ずつ
だな

頻回食

+

・炭水化物の比率　↓

・たんぱく質，脂質の比率　↑

インスリンの急激な分泌
を防ぐため

食事の回数を増やして，その分
1回の食事量を減らす．ゆっくり
食事することを心がける

食事回数を増やして，その分1回の食事量を
減らすんだね．炭水化物を減らすのは，
インスリンの過剰分泌を防ぐため？

そうなの．ちょっと地味かもしれないけれど，
日々意識して食事していただくことで，
ダンピング症候群の発生を防ぎましょう．

はい！　ちなみにダンピング症候群は，
手術直後だけに現れるものなの？

そうとは限らないわ．**術後数年してから
現れるケースもあるの**．だから，普段から
気をつける必要があるわ．

なるほど．Aさんにもよくお伝えしておくわ．

📝 国試ひとくちメモ

少量頻回食は，食道がんの術後などにも用いられます．食道がんの術後は，
食べ物がつかえがちなので，少量頻回食により食事を容易にします．
(15146-1, 17138-1)

Chapter

6

胃がん切除と術後のケア

胃切除と貧血

（……手術から4日後）

 Aさん，来週退院できることになったの！
手術前に比べて体重は2kg減ってしまったんだけど，
頻回食にも慣れてきたみたいだし，
「ちょうど良いダイエットができた」
って喜んでいらっしゃるの.

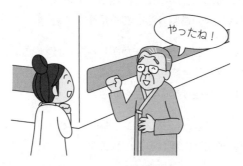

やったね！

ご飯が食べにくくてご本人はつらいでしょうけど，
前向きに考えてくださっているのは良いことね.

それで，退院前の栄養相談に同席させていただくんだけど，
どんなアドバイスをすべきかしら？

今後特に気をつけなくちゃいけないのは貧血ね.

貧血？　胃を切除したことと関係あるの？

ええ．ちょっと説明するわね．
胃切除後の貧血は，鉄の欠乏を原因とする
鉄欠乏性貧血と，ビタミンB$_{12}$の欠乏を原因とする
巨赤芽球性貧血の両方に気をつける必要があるの．

2種類の貧血に気をつけなければいけないの？

そう．まずは鉄欠乏性貧血について説明するわ．
そもそも鉄は，食品中では肉や魚に多く含まれる
ヘム鉄（Fe^{2+}）と，大豆や卵などに多い非ヘム鉄（Fe^{3+}）
に分かれるの．

▼ ヘム鉄と非ヘム鉄

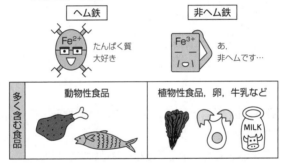

動物性食品はヘム鉄（Fe^{2+}）を，
植物性食品や卵などは非ヘム鉄（Fe^{3+}）を多く含むのね．

ええ．どちらの鉄も，
十二指腸〜空腸の上皮細胞で吸収されるのよ．

▼ 食品中の鉄の吸収

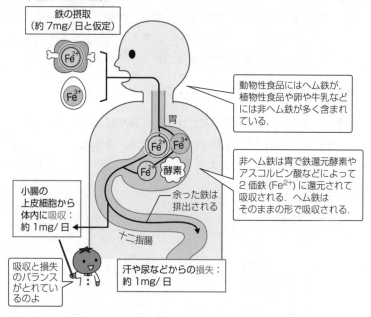

鉄の摂取
（約 7mg/ 日と仮定）

動物性食品にはヘム鉄が，
植物性食品や卵や牛乳など
には非ヘム鉄が多く含まれ
ている．

胃

非ヘム鉄は胃で鉄還元酵素や
アスコルビン酸などによって
2 価鉄 (Fe^{2+}) に還元されて
吸収される．ヘム鉄は
そのままの形で吸収される．

小腸の
上皮細胞から
体内に吸収：
約 1mg/ 日

余った鉄は
排出される

十二指腸

吸収と損失
のバランス
がとれてい
るのよ

汗や尿などからの損失：
約 1mg/ 日

3価鉄は胃で還元されてから吸収されるから．
胃を切除してしまうと
3価鉄を2価鉄に還元できなくなるはずよね．

そうなの．それに加えて，胃を切除すると食物が
消化管を通る時間が短くなるの．鉄はもともと吸収率が
高い栄養素ではないんだけど，胃切除後には吸収率が
さらに低下すると考えられるのよ．

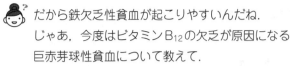

だから鉄欠乏性貧血が起こりやすいんだね.
じゃあ,今度はビタミンB₁₂の欠乏が原因になる
巨赤芽球性貧血について教えて.
そもそも「巨赤芽球」って何?

赤芽球という,造血幹細胞から赤血球に分化する
途中の細胞があるの.本当はさらに分化するんだけど,
ビタミンB₁₂が欠乏するとDNAの合成が障害されて,
巨赤芽球という異常な赤芽球ができてしまうの.

▼ **造血幹細胞の分化と巨赤芽球性貧血**

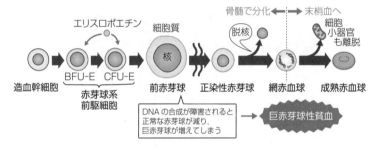

前にも赤血球の形成については教えてもらったけど,
ビタミンB₁₂が欠乏すると,
やっぱり問題が起こるんだね. (1巻7章)

そうよ.体内での正常なビタミンB₁₂の代謝は
こんなふうになっているの.これをふまえて,
胃が切除されると体内でどうなってしまうか
イメージしてみて.

▼ ビタミンB₁₂ (Vit.B₁₂) の代謝

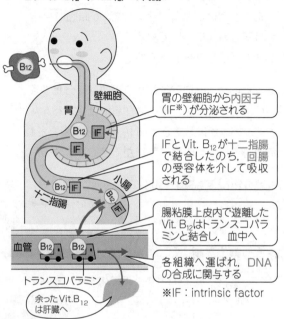

胃の壁細胞から内因子（IF※）が分泌される

IFとVit. B₁₂が十二指腸で結合したのち，回腸の受容体を介して吸収される

腸粘膜上皮内で遊離したVit. B₁₂はトランスコバラミンと結合し，血中へ

各組織へ運ばれ，DNAの合成に関与する

※IF：intrinsic factor

余ったVit.B₁₂は肝臓へ

胃の壁細胞から分泌された**内因子**と**ビタミンB₁₂**が十二指腸で結合して，回腸で吸収される……．
っていうことは，やっぱり胃を切除すると
ビタミンB₁₂が欠乏してしまうんだ．

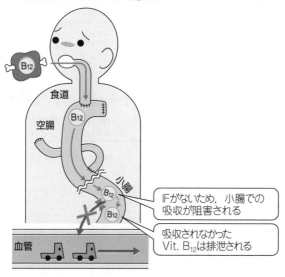

▼ 胃全摘によるビタミンB₁₂欠乏

食道

空腸

小腸

IFがないため，小腸での
吸収が阻害される

吸収されなかった
Vit. B₁₂は排泄される

血管

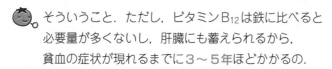

そういうこと．ただし，ビタミンB₁₂は鉄に比べると
必要量が多くないし，肝臓にも蓄えられるから，
貧血の症状が現れるまでに3～5年ほどかかるの．

どちらの貧血も，食事から鉄やビタミンB₁₂を
積極的に摂取すれば予防できるの？

そうね．食事から摂取していただくのが一番よ．
鉄やビタミンB12を多く含む食品は
こういったものだったわね．

▼ 鉄を多く含む食品

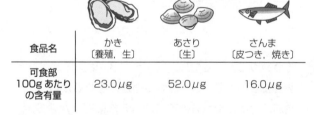

食品名	あさり〔つくだ煮〕	だいず〔がんもどき〕	だいず〔糸引納豆〕
可食部100gあたりの含有量	19.0mg	3.6mg	3.3mg

「日本食品標準成分表2020年版」をもとに作成

▼ ビタミンB12を多く含む食品

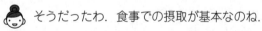

食品名	かき〔養殖，生〕	あさり〔生〕	さんま〔皮つき，焼き〕
可食部100gあたりの含有量	23.0µg	52.0µg	16.0µg

「日本食品標準成分表2020年版」をもとに作成

そうだったわ．食事での摂取が基本なのね．

ええ．でも改善が難しい場合は，鉄欠乏性貧血では
鉄剤の服用，ビタミンB12の欠乏を原因とする
巨赤芽球性貧血では，ビタミン剤の服用を推奨するわ．

comment

ビタミンB$_{12}$については，内因子なしでは吸収が難しいこともあり，定期的に筋肉注射を行って補給する患者さんも多くいらっしゃいます．

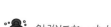
国試ひとくちメモ

胃切除後の栄養障害：胃切除後には，鉄やビタミンB$_{12}$のほかに，カルシウムの吸収障害もみられます．カルシウムは普段，胃酸により可溶化され，腸管で吸収されますが，胃切除では胃酸の分泌が消失するため，カルシウムの吸収障害の原因となると考えられます．（21133-3）

Chapter
6
胃がん切除と術後のケア

勉強になったけど，さすがに頭がパンパン……．
ちょっとまとめておこう．

▼ **胃切除後の鉄欠乏性貧血／巨赤芽球性貧血**

	鉄欠乏性貧血	巨赤芽球性貧血
発生時期	●術後半年以内	●術後3～5年ほど
原因・病態	●胃酸の欠如や食物の通過時間の短縮により，鉄の吸収障害が起こる．	●壁細胞からの内因子の分泌低下により，ビタミンB$_{12}$の吸収障害が起こる．
治療	●食事療法 ●鉄剤の経口投与	●食事療法 ●ビタミンB$_{12}$の投与（筋注，経口など）

いいんじゃないかしら．

良かった～．胃を切除してもちゃんと食事できるけど，食事の内容や回数，鉄やビタミンB$_{12}$の欠乏にも気をつける必要があるんだね．明日の栄養相談でも，しっかり勉強してきます！

Check it out!

覚えられましたか？
この章の重要事項を赤シートで隠してチェック！

☐ 胃がんは，がんの浸潤が胃の粘膜下層にとどまっている早期胃がんと，固有筋層以深に達している進行胃がんとに分けられ，治療は原発巣と転移しやすいリンパ節の切除が第一選択である．(p195,198)

☐ 胃がんのリスクファクターには，ピロリ菌の感染，食塩の過剰摂取，喫煙，野菜の摂取不足が挙げられる．(p201,202)

☐ 胃切除によって，LES圧が低下し，胃食道逆流症が起こりやすくなるため，逆流が起きないように頻回食をゆっくり食べる．胃食道逆流症では食後の胸焼けや不快感が続く．(p207-211)

☐ 胃切除後のダンピング症候群を防ぐため，少量頻回食をゆっくり食べる．後期ダンピング症候群の予防としては，炭水化物の比率を下げてたんぱく質・脂質の比率を上げ，インスリンの急激な分泌を防ぐ．(p217)

☐ 胃の壁細胞から分泌される内因子がビタミンB$_{12}$と結合して回腸で吸収されるため，胃切除後は内因子が不足し，ビタミンB12の吸収障害から巨赤芽球性貧血が起こる．ほかに，鉄欠乏性貧血などもみられる．(p218-222)

国試にチャレンジ

この章を読むと解けるようになる国試問題が別冊に収録されています．章の内容が理解できているか，チェックしてみましょう！

別冊 p.12 へ

QB・RBを活用しよう

この章と関連した問題集『クエスチョン・バンク』，参考書『レビューブック』のページを下記のQRコードで確認しましょう！

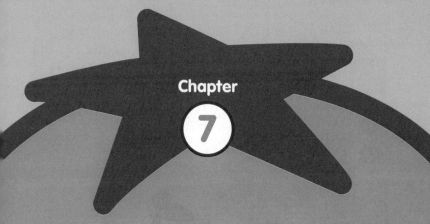

Chapter
7

炎症性腸疾患

炎症性腸疾患には，クローン病と潰瘍性大腸

炎が含まれます．本章では，クローン病を中

心に，腸管に起こる病変や，栄養療法，薬物

療法などの治療法について説明していきます．

クローン病ってどんな病気？

 303号室のBさん，大丈夫かなぁ…….

 ずいぶん心配そうね．どうしたの？

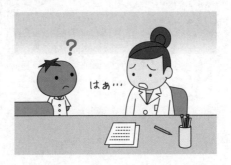

はぁ…

 あぁトマト．実は，昨日入院してきたBさんなんだけど，
おなかがすごく痛いそうなの．つらそうで……．
クローン病と診断されたんだけど，どんな病気なのかな？

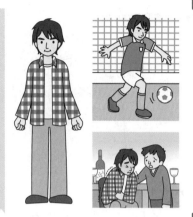

Bさん

20歳 男性

身長180cm，体重60kg．
BMI 18.5kg/m².
大学生．趣味はフットサル．
ここ3カ月ずっと下痢気味で，
夜間の発熱が続き，体重が5kg
減少していた．
昨日の飲み会中に腹痛を訴えて
救急車で搬送．検査の結果，ク
ローン病が発覚した．

Chapter

7

炎症性腸疾患

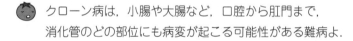

クローン病は，小腸や大腸など，口腔から肛門まで，
消化管のどの部位にも病変が起こる可能性がある難病よ．

難病？　Bさんまだ若いのに，大変だ……．
特に回腸部分の炎症がひどいらしいんだけど，
回腸ってどの辺りだっけ？

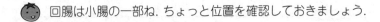 回腸は小腸の一部ね. ちょっと位置を確認しておきましょう.

▼ 小腸周辺の解剖

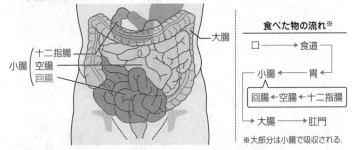

食べた物の流れ※

口 ——→ 食道

小腸 ←—— 胃

回腸 ←空腸 ←十二指腸

—→ 大腸 ——→ 肛門

※大部分は小腸で吸収される.

小腸といってもいろんな部分があって, 名前も違うんだね.
クローン病の人は, Bさんと同じように
回腸に炎症が起こることが多いの？

ええ. 特に多いのは, 回盲部という
回腸から大腸に移行する部分の炎症ね.

ふーん. 発症しやすい場所が
あるんだね.

▼ 回盲部の解剖

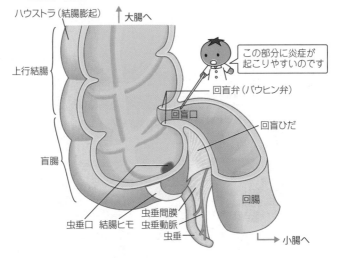

ハウストラ（結腸膨起）

↑大腸へ

上行結腸

この部分に炎症が
起こりやすいのです

回盲弁（バウヒン弁）

回盲口

回盲ひだ

盲腸

回腸

虫垂口　結腸ヒモ　虫垂間膜
虫垂動脈
虫垂

→ 小腸へ

でも，口唇から肛門まで**すべての消化管に**
炎症が起こる可能性があるわ．

実際にどんな病変が起こるのか，みてみましょう．

Chapter
7

炎症性腸疾患

▼ クローン病でみられる主な病変

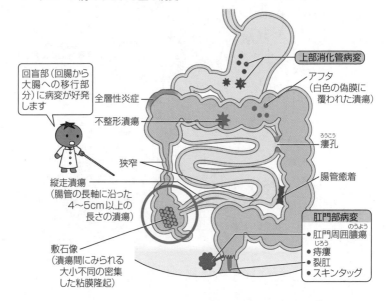

回盲部(回腸から大腸への移行部分)に病変が好発します

上部消化管病変

アフタ
(白色の偽膜に覆われた潰瘍)

全層性炎症

不整形潰瘍

瘻孔(ろうこう)

狭窄

腸管癒着

縦走潰瘍
(腸管の長軸に沿った4〜5cm以上の長さの潰瘍)

肛門部病変
● 肛門周囲膿瘍(のうよう)
● 痔瘻(じろう)
● 裂肛
● スキンタッグ

敷石像
(潰瘍間にみられる大小不同の密集した粘膜隆起)

えっ,こんなに…. 本当に消化管のほとんどの部分に
病変が起こる可能性があるのね.

そうなの.
すべての病変が現れるわけではないけど,可能性はあるわ.

本当に痛そうだけど,
潰瘍とか狭窄とか瘻孔って,どういう状態なの?

潰瘍・狭窄・瘻孔の状態を理解するためには,
腸管の構造を理解しておく必要があるわね.
図で確認しながら説明するわ.

▼ 腸管の構造と傷害

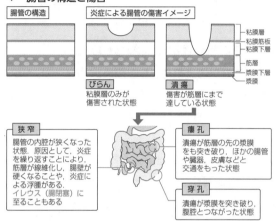

腸管の構造

炎症による腸管の傷害イメージ

- 粘膜層
- 粘膜筋板
- 粘膜下層
- 筋層
- 漿膜下層
- 漿膜

びらん
粘膜層のみが
傷害された状態

潰瘍
傷害が筋層にまで
達している状態

狭窄
腸管の内腔が狭くなった
状態．原因として，炎症
を繰り返すことにより，
筋層が線維化し，腸壁が
硬くなることや，炎症に
よる浮腫がある．
イレウス（腸閉塞）に
至ることもある

瘻孔
潰瘍が筋層の先の漿膜
をも突き破り，ほかの腸管
や臓器，皮膚などと
交通をもった状態

穿孔
潰瘍が漿膜を突き破り，
腹腔とつながった状態

腸管の壁って粘膜下層，筋層，漿膜下層，漿膜みたいに
複数の層に分かれているのね．

そうなの．潰瘍は炎症による傷害が
筋層まで達している状態を指すわ．
潰瘍のうち，狭窄は傷害によって腸管の内腔が狭くなった状態，
瘻孔は傷害が漿膜を突き破って
腸管や他の臓器と交通がある状態よ．

潰瘍より状態がひどくなるなんて大変そう．

クローン病では，粘膜層から漿膜のすべてにわたって
傷害されることがあるのが特徴よ．
場合によっては，漿膜を突き抜けて
穿孔や瘻孔をつくってしまうの．

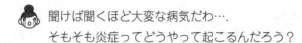

聞けば聞くほど大変な病気だわ….
そもそも炎症ってどうやって起こるんだろう？

炎症は，細胞が細菌やウイルスに感染したり，
外傷によって組織が傷害されたりした際に，
傷害の原因を排除して組織を修復するための反応なの.

▼ 炎症が起こるイメージ

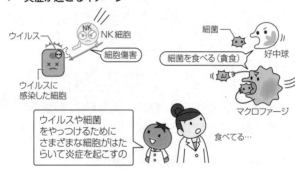

ウイルス

NK NK細胞

細胞傷害

ウイルスに
感染した細胞

細菌

細菌を食べる（貪食） 好中球

マクロファージ

食べてる…

ウイルスや細菌
をやっつけるために
さまざまな細胞がはた
らいて炎症を起こすの

📝 国試ひとくちメモ

炎症の主な指標：炎症の有無を確認するための主な指標（マーカー）と
して，血液中のCRP（C反応性たんぱく質）と白血球（WBC），血小板，
赤沈※があります．CRPは，クローン病や感染症，悪性腫瘍など，体内に
炎症が起こっている場合に上昇する指標です．ほかの指標として，白血球
は炎症と闘う性質があり，体内で炎症が起こっていると上昇します．ただ
し，白血球はステロイド剤使用時には高く，免疫抑制剤使用時には低くな
る傾向があるため，ほかのマーカーとあわせて判断する必要があります．
(21024-1,15031-4)

赤沈：赤血球が沈む速度を測り，炎症の有無を確認する.

そう考えると，身体に必要な反応よね.

 そうね．確かに大事な免疫のしくみなのよ.

 大事なしくみなのは分かったけれど，
クローン病では回盲部を中心に，
消化管のさまざまな場所で炎症が起こるんだよね？
これはなぜなんだろう.

その原因がまだはっきりしていないのよ.
ただ，体質などの遺伝的な要素と，食事や腸内細菌などの
環境的な要素が結びついて，体内の免疫機構に
異常が起こることが原因だとは考えられているわ.

▼ クローン病発症との関連が示唆されるもの

動物性脂肪や
不飽和脂肪酸など，
脂質の摂取

砂糖や砂糖菓子，
甘味料の摂取

喫煙

これらの要素と人間の免疫機構との
結びつきが発症に関わると考えられるの

なるほどなぁ

 原因もはっきりしていないんだ…….

 それに加えて，完治の方法も発見されていないの.
だからクローン病の患者さんは，発熱や下痢などが
現れる活動期（再燃期）にならないよう，
寛解期（緩解期とも書く．炎症が落ち着いている期間）
を維持することが大切になるわ.

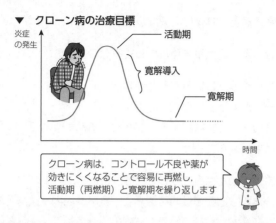

▼ **クローン病の治療目標**

炎症
の発生

活動期

寛解導入

寛解期

時間

クローン病は，コントロール不良や薬が
効きにくくなることで容易に再燃し，
活動期（再燃期）と寛解期を繰り返します

| comment |

クローン病は厚生労働省が指定する「特定疾患治療研究事業対象疾患」
に含まれています．そのため，クローン病の患者さんは医療費の補助な
どを受けることができます．

 なるほど．寛解期であれば，
支障なく日常生活を送ることができるのね？

 そう考えていいわ．

 じゃあ，寛解期の維持が大事になるんだね．

ええ．ちなみに，クローン病の患者数は，
1995年は12,645人だったんだけど，
2019年には44,245人にも増加しているの．

▼ クローン病の患者数

1995年	2019年
12,645人 →	**44,245人**

約20年で3倍以上増加

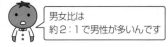 男女比は
約2：1で男性が多いんです

※「難病対策提要」および「衛生行政報告例」をもとに作成.

 そんなに増えているんだ．

 そうなの．治療の基本は食事療法（栄養療法）と
薬物療法になるから，管理栄養士の
適切なアドバイスが重要な疾患なのよ．

 しっかり勉強しなくちゃね．
今，Bさんは炎症が起こっているから活動期に
あたると思うんだけど，食事はどうすべきなんだろう．

活動期には基本的に絶食にするわ.
ちなみに，クローン病に限らず，
消化器系疾患の急性期は絶食とすることが多いの.

絶食？　そこまでしないといけないの？

そうよ．ちょっと考えてみましょう．食べることって，
身体からみると異物が体内に入ってくることよね.

まぁ，そうともいえるわね.

腸管に炎症が起こっていると，
異物がさらに腸管を刺激して，炎症をひどくさせちゃうの.
だから，炎症が治まるまでは絶食にして，
腸管の安静を図ることが基本なの.

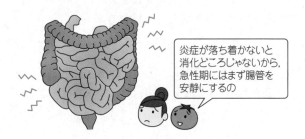

炎症が落ち着かないと
消化どころじゃないから，
急性期にはまず腸管を
安静にするの

食事によって炎症をさらに
悪化させてしまう可能性があるんだ……．
じゃあ，静脈栄養なら大丈夫？ (p77参照)

ええ．クローン病の急性期が
治まるまで静脈栄養を用いることが多いわね．

 炎症が治まったら？

 段階的に腸管を使用した栄養に切り替えるわ．
腸管を使用するといっても，病態によって
食事と経腸栄養剤の投与を併用するのが一般的ね．
経腸栄養で使用する成分栄養剤（p240参照）を
飲んでいただくこともあるわ．

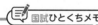
国試ひとくちメモ

クローン病や潰瘍性大腸炎の食事：病院によっては，寛解期に入ったクローン病や潰瘍性大腸炎の患者さんに，まず低脂質，低残渣の食事（IBD食※）を提供することもあります．（15135-2）

 なるほど．でも，さっきトマトが教えてくれたように，
クローン病で大事なのは，急性期後のケアなのよね．

 ええ．生涯にわたって治療を続ける必要があるから，
患者さんと医師や管理栄養士との信頼関係が
重要になるの．

 うん．私もBさんに信頼してもらえるように頑張ります！

IBD食：炎症性腸疾患（Inflammatory Bowel Disease）患者さん向けの食事

成分栄養剤は浸透圧に注意

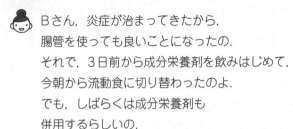

Bさん，炎症が治まってきたから，
腸管を使っても良いことになったの．
それで，3日前から成分栄養剤を飲みはじめて，
今朝から流動食に切り替わったのよ．
でも，しばらくは成分栄養剤も
併用するらしいの．

徐々に食べても良いようになるはずよ．
でも，最初はしょうがないわね．

常食はまだ難しいかもしれないけど，
どうして成分栄養剤と流動食なんだろう．
今日の朝食では，成分栄養剤とコンソメスープ，
クリアアップルジュースが一緒に出されていたの．
あれだけじゃおなかすくだろうなぁ……．

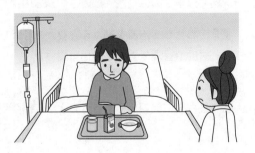

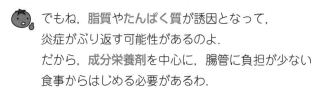 でもね，脂質やたんぱく質が誘因となって，
炎症がぶり返す可能性があるのよ.
だから，成分栄養剤を中心に，腸管に負担が少ない
食事からはじめる必要があるわ.

そういうことなんだ.
スープやジュースは負担が少なそうだけど，
成分栄養剤は消化管の負担にならないの？

そうよ. 成分栄養剤は脂質がほとんど含まれていないし，
消化の必要もほとんどないから，
クローン病患者さんには必須の栄養剤といえるわ.

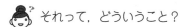 それって，どういうこと？

成分栄養剤は
糖質やたんぱく質も細かく分解されているから，
小腸に負担をかけずに，体内に吸収されるの.
それに，腸粘膜の栄養源である
グルタミンが補える点もポイントね.

▼ 成分栄養剤の成分の内訳

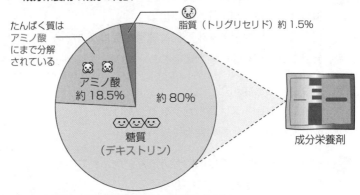

たんぱく質は
アミノ酸
にまで分解
されている

アミノ酸
約18.5%

約80%

糖質
（デキストリン）

脂質（トリグリセリド）約1.5%

成分栄養剤

そのほか，電解質，微量元素，ビタミンも含有.

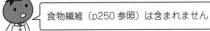

食物繊維（p250参照）は含まれません

それってすごい！
栄養素って，そんなふうに加工することができるんだね.

そうなの. たとえば糖質は，
でんぷんを消化しやすい形に分解した**デキストリン**だから，
容易に吸収できるようになっているのよ.

▼ **成分栄養剤に含まれる糖質の特徴**

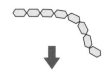 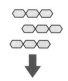

一般的な食品に含まれる
でんぷんは，糖質が
長くつながっている.

成分栄養剤に含まれる
デキストリンは，でんぷんよりも
つながりが短い.

📝 国試ひとくちメモ

成分栄養剤のたんぱく源：成分栄養剤では，たんぱく質（の窒素源）は
すべてアミノ酸に分解されています．なお，これらのアミノ酸は，すべて
人工的に作られた合成L型アミノ酸となっています．(19118-2,18118-2)

 細かくすることで吸収が容易になる……. なるほどなぁ.

 ちなみに，吸収に優れた成分栄養剤だけど，
浸透圧が高いという点には気をつけてね.

 浸透圧って何のことだっけ？

🫐 大事なところだからしっかり教えるわね.
じゃあ, 半透膜を使って
ちょっと実験をしてみましょう.

👧 半透膜ってなんだっけ…?

🫐 とっても細かい穴があいている膜よ.
小さな物質は通すけれど, 大きな物質は通さないのが特徴なの.
たとえば水は通れるけど, 分子量が大きいたんぱく質は
通れないわ.

👧 ふーん. それと私たちの身体って何か関係があるの?

🫐 関係大ありよ! 人間の細胞は半透膜で覆われていて,
体液の濃度調整などで重要な役割を果たしているの.

👧 そうなんだ.

🫐 実験に戻りましょう.
今, 半透膜でできた袋の中に濃い砂糖水が入っているの.
それを, 薄い砂糖水を張った水槽に入れてみると…….

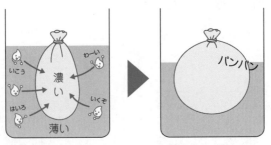

濃度を同じにしようとして
外の水だけが袋の中に入る

水が袋の中に入ることで
袋の中の圧力が高まり,
袋がふくらむ

わぁ！　袋が膨張してパンパンになった！
どうして？

 2つの液体の濃度差によって
水が薄い方から濃い方へ移動して起こるのよ.
濃い砂糖水の濃度を薄めようとして,
薄い砂糖水の中の水が移動してこうなるの.

 すごい！　じゃあ砂糖水の濃度を反対にしたら….

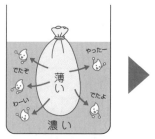

濃度を同じにしようとして
袋の中から水だけが外に出る

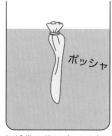

水が袋の外に出ることで
袋の外の圧力が高まり,
袋がつぶされる

 今度は袋がぺしゃんこになったわ！

 このときはたらいているのが, 浸透圧なの.
浸透圧は, 今の実験のように濃度が違う液体を,
半透膜を介して隣り合わせにしたときに,
濃度を一定に保とうとして, 水分が濃度の薄い側から
濃い側に移動する圧力のことをいうのよ.

よく分かったわ．そうなると，もしかして
成分栄養剤と消化管の細胞でも同じことが起こるってこと？

そうなの．
栄養剤の浸透圧が高いということは，
今回の実験の濃い砂糖水のように水分を
引きつける力が強いってことになるわ．
そうすると？

成分栄養剤を飲んだら，
消化管の細胞中の水が消化管に移動してしまうんだ！

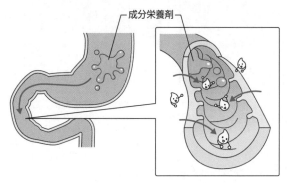

成分栄養剤

そう．消化管の内側に水が残留しやすくなるのよ．
そしてこれが問題なの．クローン病では，
腸管のあちこちに炎症が起こるから，栄養素の吸収能だけでなく，
水分の吸収能も低下しているの．

その状態で腸管に水分が増えてしまうと，
吸収できないから…下痢になりやすくなる？

その通り！　これが，成分栄養剤の注意点なの.
成分栄養剤は腸管に負担をかけないように，
細かく分解した栄養素で構成されているわ.
その分，栄養素の粒がたくさん含まれているから
浸透圧が高くて下痢などの症状を起こしやすいのよ.

普段の生活で私たちが口にする食品の浸透圧も高くなることがあります
が，消化管のはたらきに問題がなければ，下痢などを起こすことはほと
んどありません.

ということは，
成分栄養剤は**少しずつゆっくり**飲んでもらった方が良い？

そうね．ぜひＢさんに念を押しておいてね.
ちなみに，成分栄養剤には**独特な味や臭い**があるから，
まずはフレーバーを入れてみて，それでも
苦手と感じる患者さんには医師の指示で
経鼻胃管から摂取することもあるの.

成分栄養剤の摂取において，味や臭いだけではなく，持ち運びや摂取す
るタイミング，下痢を起こしやすくなるなどのさまざまな理由から経鼻
胃管を導入することがあります．経鼻胃管は毎日確実に成分栄養剤を摂
取するうえで，優れた方法といえます.

鼻から摂取するのって，違和感がありそう……．

 最初は抵抗があると思うけど，チューブも
5フレンチ（Fr．1Fr＝内径0.33mm）くらいの
細いもので良いし，慣れると
経鼻で摂取する方が楽という患者さんも多いのよ．

 そうなんだ．

 成分栄養剤は低脂質で高エネルギーだから，
クローン病の患者さんにとっては理想的な栄養バランスの
栄養剤なの．炎症が治まった寛解期にも有用だし，
うまく付き合っていただきましょう．

 了解！

| comment |

経腸栄養で成分栄養剤のみを長期間使用する場合，必須脂肪酸や脂溶性
ビタミン，微量栄養素（特にセレン）が不足する可能性があるため，脂
肪乳剤やビタミン，微量栄養素をあわせて投与します．

クローン病の食事で
気をつけること

Bさん，炎症も治まって寛解期に入ったそうよ．
食事もIBD食（脂質制限食）をしっかり食べてくれているわ．

それは良かったわね．クローン病の治療は，
寛解期を持続させることが目標となるのよ．

そうだったわね．どんな治療を行うの？

薬物療法と食事療法が中心となるわ．
まずは食事について説明するわね．
1つ質問だけど，Bさんの腸に狭窄はみられたかしら？

いいえ，特にみられなかったそうよ．

それならあまり気にする必要はないけれど，
狭窄がみられる患者さんには，
残渣の多い食べものに気をつけてもらいたいわね．

残渣って？

ここでいう残渣とは，簡単にいえば**食物繊維**のことよ．
クローン病で狭窄がみられる場合は，
食物繊維の少ない食事（**低残渣食**）を心がける必要があるわ．

あれ，食物繊維って身体に良いイメージがあるけど，
どんな栄養素だっけ？

定義がはっきりしない部分が多いけれど
ヒトの消化酵素で消化されない
食品中の**難消化性成分**の総称よ．
一般的に，栄養素は主に小腸で吸収されるんだけど，
食物繊維は**小腸では消化・吸収されずに大腸に到達する**の．

▼ **食物繊維は小腸で消化・吸収されない（イメージ）**

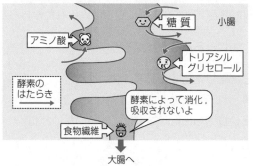

そんなに特別な栄養素だったんだ！

ええ．栄養学の進歩によって，食物繊維は
身体にとって大事なはたらきをしていることが
分かってきたの．
「日本人の食事摂取基準」でも目標量が設定されているし，
健康な人であればしっかり摂取したい栄養素なのよ．

▼ 食物繊維の目標量

		目標量
男性		21g/ 日以上※
女性		18g/ 日以上※

（「日本人の食事摂取基準」2020 年版をもとに作成）
※それぞれ 18～64 歳の目標量

でも，クローン病の患者さんは，
摂取を控えるべきなの？

控えるべきという意見が多いわね．ただ，
食物繊維の発酵によってできる短鎖脂肪酸には
粘膜の修復作用もあるということが分かっているし，
食物繊維には便中の水分を吸収する作用もあるから，
私は摂取していただいて良いと思うわ．
もっとも，個人差も大きいから，
様子をみながらゆっくり摂取量を増やしましょう．

| comment

クローン病には，不溶性食物繊維を避けるように指導することが多くあります．理由は，患者の状態によって異なります．たとえば，腸管が狭くなっている場合は腸閉塞のリスクになるため，控えます．また，活動期で腸管の蠕動運動が活発になっている場合は，下痢や腹痛を促進してしまうことがあるので，控えます．さらに，食物繊維が腸内細菌によって分解・発酵されて短鎖脂肪酸がつくられる際に，腹部膨満感が強くなることも理由として挙げられています．一方で，ペクチンなどの水溶性食物繊維は下痢を軽減するはたらきがあることから，患者の状態に合わせて勧めることがあります．

 ほかに制限すべき栄養素はあるの？

寛解期で狭窄がない場合，
特に制限が必要なのは脂質ね．
（他に気をつけるべき食品はp255参照）

脂質制限食 18129-4 が提供されていたから，ちょっと
気になっていたんだけど，やっぱり脂質には
気をつけなければいけないんだね．
マヨネーズとか，ラーメンとか，
ポテトチップスもだめなの？
（私が好きなものばっかり…．）

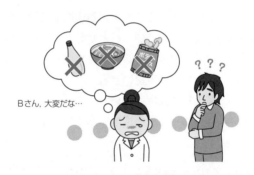

Bさん，大変だな…

そうなの．ただ，最近は脂質をカットした食品もあるから，
うまく取り入れれば全部食べちゃダメっていうことはないわ．
それと，制限ばかりでも，患者さんはイヤになっちゃうしね．

確かに，「食べられないものばかりです」なんて
患者さんにお伝えしたくないわ……．

だから，調子が良いときと悪いときで
メリハリをつけた食事を楽しんでもらうようにしましょう．
たとえば，こんな食事がお勧めね．

体調が良いとき

脂身を取り，オーブンで焼いて脂質を大幅カット！

	唐揚げ風 鶏のオーブン焼き	トマトスパゲッティ	和風カレーライス
脂質の含有量(g)	9.4	8.0	5.6
食物繊維の含有量(g)	0.2	4.3	3.5

クローン病患者さんの脂質の摂取量は 30g/ 日以下が望ましいので，メリハリをつけた食事を楽しみましょう

水溶性食物繊維のペクチンを手軽に摂れる！

体調が悪いとき

	鮭おにぎり	白身魚のみそ煮	りんごのコンポート
脂質の含有量(g)	1.4	2.0	0.2
食物繊維の含有量(g)	0.7	0.9	1.4

お米やめん類を中心にして，糖質からのエネルギー摂取をメインにします．脂質の多い具材は避けましょう

 体調によって食事の内容を変えてもらうんだね．

📝 国試ひとくちメモ

クローン病患者では避けるべき食品：2017年の国家試験では，クローン病患者さんが退院後に控えるべき料理として，「ごぼうのサラダ」が出題されました．ごぼうは不溶性食物繊維を豊富に含む食品です．このような出題も多いことはおさえておきましょう．（17191）

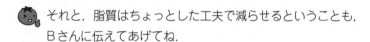 そう．体調が悪いときに絶食にするだけで
調子が良くなる患者さんも多いから，
無理に食べないということも効果的よ．
それから，乳製品は脂質を多く含むものが多いから，
低脂肪乳を選んだ方が良いと思うわ．

| comment

低脂肪乳は，普通の牛乳よりも乳糖を多く含むため，下痢のリスクが高
くなる場合もあります．たとえば，クローン病で乳糖不耐症（牛乳など
に含まれる乳糖を分解する酵素が欠乏した状態）でもある患者さんでは，
乳糖が分解できずに下痢になることがあります．そのため，牛乳はもち
ろん，低脂肪乳も避ける必要があります．

 それと，脂質はちょっとした工夫で減らせるということも，
Bさんに伝えてあげてね．

 たとえば？

 少ない油で調理可能な，
フッ素加工されたフライパンを使ったり，
煮物や蒸し物を食べたりするのがお勧めね．

▼ **脂質を減らす工夫をしよう**

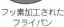
フッ素加工された
フライパン

煮物

オイルスプレーを使って
調理すると，
油の使用量が減らせるから，
お勧めよ

なるほどなぁ．
食事でほかに気をつけた方が良いことってある？

覚えておくべき基本は
「消化管に負担をかけそうなものを摂取しない」
ってことかしら．
どんな食品を避けるのがいいか，ちょっと想像してみて．

うーん，辛いものとか，熱いもの，
冷たいものは控えた方が良さそうね．

そうね．**刺激がある食品**はなるべく控えるのが良いわね．

Bさんはお酒も飲まれるんだけど，
アルコールは摂取しても大丈夫？

急性期はダメだけど，寛解期では
必ずしも禁止にする必要はないわ．ただ，
アルコールの吸収には個人差が大きいし，
浸透圧性の下痢の原因にもなるから，
医師とよく相談する必要があるわね．

了解．

それと，クローン病の患者さんは脂質が摂れない分，
体重のコントロールがうまくいかずに
エネルギー摂取が不十分で**痩せてしまう**方も多いの．
成分栄養剤なら手軽にエネルギーを補給できるし，
さらに寛解期間を長続きさせることも期待できるから，
クローン病では寛解期でも
飲み続けてもらうのが望ましいのよ．

じゃあ，成分栄養剤は，寛解導入にも
寛解期の維持にも良いんだね．
Bさんにもよくお伝えしておこう．
あと，Bさんはフットサルが趣味なんだけど，
運動をしても大丈夫なのかしら．

寛解期では，運動を制限する必要はまったくないわ．
運動の前後に**成分栄養剤**を摂ってもらうのもお勧めね．
BCAA（p355参照）などのアミノ酸も含まれているから
アミノ酸の補給に効果的なのよ．
逆に注意してほしいのは，
下痢になることを恐れて水分摂取を控えることね．

運動は問題なしで，成分栄養剤や水分はしっかりね．
Bさんが病気と付き合いながら
きちんと生活できるように
サポートしなくちゃ！

|comment|

クローン病の炎症は，食事に含まれるたんぱく質などを抗原（身体にとっての異物）と認識し，過剰な免疫反応が起こることも原因の1つだと考えられています．一方，たんぱく質を分解したアミノ酸は抗原物質として認識されず，過剰な免疫反応の原因となることはありません．成分栄養剤はたんぱく源がアミノ酸であるため，免疫反応を起こさない栄養剤といえます．なお，グルタミン，アルギニンなどのアミノ酸には，腸管の粘膜上皮機能の改善効果が認められています．また，ヒスチジン，グリシンなどのアミノ酸には，炎症の抑制やサイトカインの産生抑制などの効果があることも分かってきています．

薬物療法の重要性

 （そわそわ）

 あら，どうしたの？

 Bさんのことなんだけれど，
病態が落ち着いてきたから
退院が決まったの．
でも，Bさんは定期的に病院に
抗体製剤という薬の点滴にいらっしゃるそうよ．

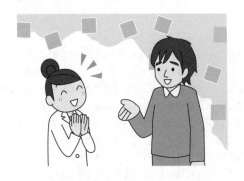

抗TNF-α抗体療法を行うのね．
この治療法では，炎症性疾患に
関与するサイトカイン（p176参照）の
はたらきを抑える薬剤を投与するの．
クローン病の治療では薬物療法もとても重要で，
その中でもよく選ばれる薬剤なのよ．

📝 国試ひとくちメモ

抗TNF-α抗体療法は，クローン病だけでなく，潰瘍性大腸炎，関節リウマチなどの治療にも用いられており，高い有効性が認められています．その一方で，結核や肺炎などの感染症にかかりやすくなるという副作用も報告されています．また，TNF-αは，インスリンのはたらきを抑制して，インスリン抵抗性を生じる一因にもなります．（17028-2，18122-3，19029-4）

 そんなことが可能なんだね．

 ええ．すべての患者さんに効くわけではないんだけど，注目されている薬物療法ね．
ちなみに，クローン病ではほかにも炎症を抑えるために次のような薬物療法が行われているわ．

▼　クローン病の治療で主に用いられる薬剤

16125-1

5-ASA 製剤※1	寛解導入，維持に用いる薬物で，小腸，大腸の炎症を抑える．副作用は少ない．
副腎皮質ステロイド	5-ASA製剤で寛解導入が難しいときに用いられる．寛解維持効果はないため，寛解期には減量・中止が望ましい．
免疫抑制薬	副腎皮質ステロイドの減量が困難な場合に用いられる．
生物学的製剤	クローン病で大量に産生されるTNF-α※2などの産生や，受容体との結合を抑制する．

※1　5-ASA（Aminosalicylic Acid，アミノサリチル酸）製剤
※2　TNF（tumor necrosis factor）：腫瘍壊死因子

いろいろな治療法があるんだね.

そうね. 栄養療法と薬物療法をうまく組み合わせて,
寛解期が長く続くようにアドバイスしましょう.

Bさんはあまり栄養について考えたことが
なかったそうなんだけど, どんなふうにアドバイスすると
効果的なんだろう.

外来で薬物療法にいらっしゃる時に
栄養相談にも来ていただいて,
日々の生活や食事についてお話ししてもらうのは
どうかしら.

確かに, <u>脂質の摂取を抑える</u>のが理想的といっても,
やっぱりハンバーガーやステーキを食べたくなるときも
あるだろうし, どんな食生活をしているのか,
私も把握してアドバイスしたいわ.

そうね.
食生活の習慣を変えるって簡単なことではないから,
たとえばハンバーグを豆腐ハンバーグにするなど
脂質を抑える提案をして,
患者さんの満足度が高い献立を考えていきましょう.

クローン病って長く付き合う必要がある病気だもんね.
Bさんにも少しずつ意識してもらおう.

そうね. なるべく「あれもダメ, これもダメ」という
指導ではなく, ちょっとした工夫で脂質を減らせるように,
具体的にアドバイスしていきたいわね.

食事を大きく変えずに脂質を減らせる方法,
私も考えてみよう. Bさんご自身も, 自分に合う
食べ物を見つけていただきたいわよね.

それが大事よ. 管理栄養士は
日常的に患者さんのそばにいられるわけではないの.
だから, 患者さんご自身にも勉強してもらって,
前向きな気持ちでこの病気と向き合って
セルフマネジメントできるように
アドバイスする必要があるのよ.

まずは, Bさんにお食事のポイントを
お伝えして, どうやったら続けられそうか
一緒に考えてみるわ.

📝 国試ひとくちメモ

クローン病の食事におけるたんぱく源:クローン病患者の食事では,
たんぱく源として肉・魚・豆腐を適量ずつ使用します. 肉の場合は, 動物
性脂肪を同時に摂取しがちなので, 極力取り除きましょう. 動物性たんぱ
く質源で推奨される食材は, 脂肪分の少ない鶏肉, 赤身の肉類や魚類です.
青魚は, 抗炎症作用のあるn-3系不飽和脂肪酸が多く含まれているので,
寛解期の食事療法では推奨されます. (16125-3)

潰瘍性大腸炎ってどんな病気？

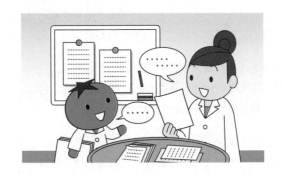

クローン病に続いて，潰瘍性大腸炎もおさえておきましょうか.

潰瘍性大腸炎？　どうして一緒に勉強する必要があるの？

クローン病と潰瘍性大腸炎は，ともに**炎症性腸疾患**に
分類される代表的な疾患で，病態の鑑別で
比較されることが多いからよ.
昨日入院されたOさんが潰瘍性大腸炎だったわ.
様子を見に行きながらどんな病気か勉強していきましょう！

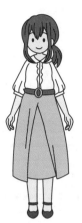

Profile

○さん
28歳　女性

身長165cm，体重57.1kg，
BMl 21kg/m²
甘いものとアイスコーヒーが大好きな会社員．
仕事が多忙でストレスも多い．近頃，体重減少，
腹痛，下痢や，便に血が混じることが続いたた
め受診．潰瘍性大腸炎と診断され，入院となった．

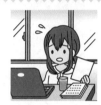

Chapter

7

炎症性腸疾患

（トマトと一緒に○さんの様子を見てきた栄子）

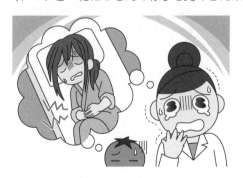

 ○さん，腹痛がひどいみたいでつらそうだったわ．
顔色もすごく悪かった……．

そうね. 潰瘍性大腸炎は大腸に異常が起こる疾患なの.
主な症状としては腹痛のほかに下痢をしたり,
粘血便を繰り返したり….
そのせいで貧血が起きるわ. 顔色の悪さはそれも関係あるわね.
原因はよく分かっていないの.

▼ 潰瘍性大腸炎の主な症状

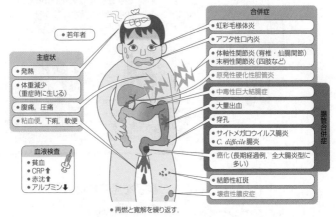

医療情報科学研究所 編：病気がみえる vol.1 消化器．第6版，メディックメディア，2020，p.175 より改変

クローン病とセットで知っておきたいってことだったけど，
何が違うの？

 好発部位とか症状，合併症，違うところがたくさんあるわ．
表を見ながら説明するわね．

▼ クローン病と潰瘍性大腸炎の炎症発生部位の違い

	クローン病（CD）	潰瘍性大腸炎（UC）
好発年齢	● 若年者	● 若年者に多いが，中高年層でも
好発部位	● 全消化管，特に回盲部 ※直腸病変はまれ	● 全大腸，特に直腸
連続性	● 非連続性（skip lesion）， 区域性	● 直腸より口側に連続性
発病・経過	● 再燃と寛解を繰り返す ● がん化（長期経過例）	● 再燃と寛解を繰り返す ● がん化（長期経過例）
主症状	● 下痢 ※下血は少ない ● 腹痛 ● 発熱 ● 体重減少 ● 全身倦怠感 ● 腫瘤触知	● 粘血便 ● 下痢 ● 全身倦怠感 ● 腹痛 ● 発熱 ● 下血
合併症	● 肛門部病変（難治性痔瘻など） ● 瘻孔 ● 狭窄 ● 穿孔 ● 関節炎・関節痛 ● 栄養吸収障害 ● 痔瘻のがん化	● 中毒性巨大結腸症 ● 大腸がん ● 大量出血 ● 原発性硬化性胆管炎 ● 壊疽性膿皮症 ● 結節性紅斑
治療	● 栄養療法 ● 手術 ● 薬物療法	● 薬物療法 ● 手術

 大きな違いの1つ目は，好発部位ね．
クローン病は**全消化管**に病変ができる可能性があったけど，
潰瘍性大腸炎はその名の通り**大腸**に限って病変ができるわ．

 起こりやすい部分が違うんだね！
他には何があるの？

 2つ目は，病変がつながって起きるかどうかね．
クローン病は消化管のあちこちに病変が発生するわ（**非連続性**）．
対して潰瘍性大腸炎はつながってできていくの（**連続性**）．

えっ，どっちもやだなぁ….

3つ目は，炎症がどこの層まで起こるかよ．クローン病は
消化管の全部の層に炎症が起こるのは勉強したとおりね．
潰瘍性大腸炎では，粘膜とその下の粘膜下層に限定して
炎症が起きるわ．

▼ **クローン病と潰瘍性大腸炎の炎症発生部位の違い**

クローン病	潰瘍性大腸炎
全層性炎症	粘膜～粘膜下層に限局した炎症

粘膜
粘膜下層
固有筋層
漿膜下層
漿膜

粘膜
粘膜下層
固有筋層
漿膜下層
漿膜

 炎症の程度も違うんだ…！

主な違いはこんな感じね．

 症状とかの違いは分かったけど，治療は？
クローン病みたいに厳しい食事制限が必要なの？

 症状が重いときは制限が必要だけど，
落ち着いてきたら緩和できるわ．
薬物治療もあわせて専門の先生に
お話をうかがいましょう．

潰瘍性大腸炎の治療

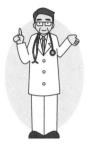

消化器外科医師

【薬物療法】

潰瘍性大腸炎は薬物療法が中心となります．炎症を抑えるアミノサリチル酸（ASA）製剤やステロイド，難治例ではクローン病の治療でも使用される抗TNF-α抗体製剤を使用することもあります．

【食事療法】

クローン病と同様に，重症の場合は静脈栄養からスタートします．その後，腸管の状態をみながら，流動食や軟らかい食事を経て，通常の食事に近づけていきます．寛解期になるまで易消化性・適切な範囲内の高エネルギー及び高たんぱく質・低脂肪・低残渣の食事が基本となります．寛解期では，バランスよく食事を摂ることができれば，厳密な制限は必要ありません．

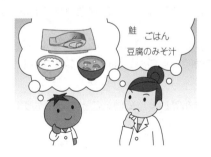

鮭　ごはん
豆腐のみそ汁

定期検診の重要性

 聞いて, トマト! Oさん, もうすぐ退院できるんですって!

 それは良かったわね.

 本当につらそうだったから, 良かったわ.
ただ, 先生が「いくら忙しくても, 定期的に通院するように!」と
何度もおっしゃっていたのよね. どうしてかしら?

 潰瘍性大腸炎の寛解期を維持するためには,
症状がなくなった後も服薬を続けた方が良いの.
自分で薬を減らしたり, 中断すると,
症状が再び現れてしまうのよ.

 治ったと思ったのに, また症状が出てしまうのは辛いわ….

 そうでしょう. 再燃を繰り返すようなコントロール不良な
状態が続くと大腸癌になるリスクも高まるわ.
これを防ぐために, 定期的に通院して服薬状況を確認したり,
内視鏡で検査するなどして病状を評価する必要があるの.

 症状があるときもないときも両方重要なんだね.
定期的に通院すること以外に気をつけなければ
いけないことってあるかしら?
お仕事を休んでしまっていることをとても気にされていたわ.

comment

患者が服薬を続けるために重要なのが，服薬アドヒアランスです．これは，患者が医療従事者からの説明を理解したうえで，積極的に治療に関わることを指します．服薬アドヒアランスが良い状態が続くと，安全で有効な治療を行うことができます．服薬アドヒアランスは服用方法の複雑さや治療に対する関心の程度によって異なるため，患者の状況に合わせた指導や工夫をする必要があります．

退院後すぐに以前のペースで働けるわけではないけれど，規則正しい生活と，過労・睡眠不足にならないように気をつければ大丈夫よ．

そうなのね．あと，Oさんはカフェ巡りがお好きみたいなんだけど，これは大丈夫？

ストレス発散になるから，これも疲労が残らない程度ならOKよ．でも，洋菓子系は脂質が多いから食べすぎには注意した方がいいわね．

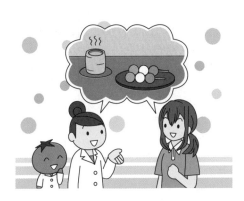

その他の腸疾患

国家試験には，クローン病や潰瘍性大腸炎といった炎症性腸疾患をはじめ，さまざまな消化器疾患が出題されます．本文で説明した炎症性腸疾患以外の疾患で，比較的出題回数が多い短腸症候群やたんぱく質漏出性胃腸症，過敏性腸症候群を取り上げました．

疾患名	概要・原因	病態
短腸症候群	・重度のクローン病などによる小腸の切除 ※成人では残存小腸の長さが150cm以下の場合を指す	・吸収面積の減少および消化管ホルモン分泌の変化による消化・吸収不良 ・細菌の異常繁殖 →貧血，骨障害，胆石，低アルブミン血症などの合併症
たんぱく質漏出性胃腸症	・血清たんぱく質が，胃腸管腔内へ高度に漏出する ・炎症性腸疾患などでみられる	・低アルブミン血症 ・浮腫(重症では胸水・腹水も現れる) ・消化器症状(食欲不振・下痢・腹痛)
過敏性腸症候群	・腸の機能異常 ※器質的異常はない ・ストレスなど精神的な因子が原因であることが多い	・便通異常 ・腹痛 ※下痢型，便秘型，下痢と便秘が交代で出現する交代型の3つの病型がある

どの疾患も，発症後の栄養素の吸収不良や食事療法など栄養管理に関わる知識が中心に出題されやすいです．それぞれの疾患について，何が原因でどういった症状がみられるのかをおさえておくと，理解しやすくなりますので，以下の表を参考に，それぞれの特徴を整理しておさえておきましょう．

18129-1

食事・栄養管理に関するポイント
●術後3～4週 ・脱水や電解質バランスに注意し，中心静脈栄養法による補給 ・投与エネルギーは25～30kcal/kg/日からはじめ，40kcal/kg/日をめざす ・アミノ酸：1.0～1.5g/kg/日，脂質エネルギー比率：20～30％程度． ●術後数カ月～1年 ・腸の機能保全のため，成分栄養剤を用いた経腸栄養療法に切り替える ●1年以降 ・適応状態に応じて，経口摂取量を増やす ・複合炭水化物が多く脂質が少ない食事とし，脂質源は中鎖脂肪酸を用いる ・必須脂肪酸やビタミン，ミネラル不足に注意する
・下痢や嘔吐などの消化器疾患や食事量の減少によって低栄養になりやすい ・高エネルギー（35～40kcal/kg/日），高たんぱく質（1.2～2.0g/kg/日），低脂質（30～40g／日） ・たんぱく質の供給源として，脂質の少ない肉・魚・乳製品，大豆製品，卵が望ましい ・成分栄養剤や中鎖脂肪酸を含む半消化態栄養剤の投与も有効 ・食事摂取量が少ない場合は頻回食とする
・食事によって症状が増悪しやすい場合は，特定の食物摂取を避けたり不規則な食生活を是正したりする ※近年，発酵性の高い炭水化物を多く含む食品（FODMAP食）を避けることで症状を抑えられることが報告されている ●下痢型 ・非水溶性食物繊維の多い食品，冷たい飲み物，辛い香辛料，炭酸飲料などは避ける ●便秘型 ・水溶性食物繊維は摂取が推奨される ・水分を十分に摂る ・適度な香辛料や脂肪を摂る

Check it out!

覚えられましたか？
この章の重要事項を赤シートで隠してチェック！

☐ クローン病は，遺伝的な要素と，食生活やストレス，腸内細菌などの環境的な要素が結びついて口唇から肛門までの全消化管に炎症が起こる難病である．主に回盲部で炎症が起こりやすい．(p231, 235)

- -

☐ クローン病の急性期・再燃期では，症状が治まるまで絶食と静脈栄養法で栄養補給を行う．寛解期以降は，成分栄養剤を中心に栄養補給をしつつ，段階的に経口栄養法に切り替えていく．(p238〜241)

- -

☐ クローン病は低脂肪・低残渣食（低食物繊維食）を基本とする．刺激が強い食品を控え，アルコールなど浸透圧の高い食品による下痢にも注意する．(p249〜255)

- -

☐ クローン病では，全消化管の粘膜から漿膜にかけての全層性の病変が消化管のあちこちに現れる（非連続性）ことが多く，潰瘍性大腸炎は，大腸の粘膜と粘膜下層に限定して病変が連続して現れる（連続性）ことが多い．(p265〜266)

- -

☐ 潰瘍性大腸炎の再燃時では，易消化性，適切な範囲での高エネルギー・高たんぱく質，低脂質・低残渣の食事を基本とする．寛解期になるまでは，食事バランスがとれていれば，厳密な制限はない．(p267)

国試にチャレンジ

この章を読むと解けるようになる国試問題が別冊に収録されています．章の内容が理解できているか，チェックしてみましょう！

別冊 p.14 へ

QB・RBを活用しよう

この章と関連した問題集『クエスチョン・バンク』，参考書『レビューブック』のページを下記のQRコードで確認しましょう！

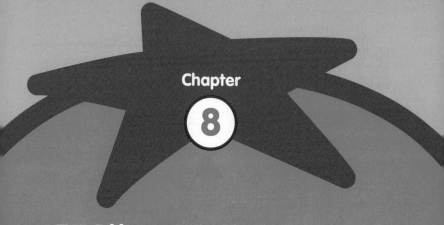

Chapter

8

肝臓のはたらきと
肝炎

「人体の化学工場」と呼ばれる肝臓は，ヒト

が生きるために不可欠な臓器の1つです．肝

臓のはたらきを理解し，肝臓が炎症を起こし

た状態である肝炎についても学びましょう．

肝臓の構造と機能

 （肝臓って，思っていた以上に大事な臓器なのね.）

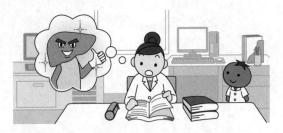

あら，勉強熱心じゃない. 肝臓って興味深いでしょう.

うん. でも，機能が多すぎて勉強するのも
なかなか大変. トマトも教えてよ〜.

いいわよ．肝臓は，身体の右上腹部に存在する臓器なの．
成人では1,000〜1,500gもあって，
人間の臓器では脳と並んで最も大きな
臓器の1つなの．

▼　人間の臓器の重さ

	膵	脾	腎	心	肺		肝	脳
各臓器の重さ	100g	145g	150g	300g	500g	450g	1,500g	1,500g

 大きい臓器なんだね．

 そうでしょう．
解剖学的な話をすると，肝臓は
肝鎌状間膜を境に**右葉**と**左葉**に分かれているの．
右葉と**左葉**はさらに**肝小葉**という構造物が
たくさん集まってできているわ．

Chapter
8

肝臓のはたらきと肝炎

▼ 肝小葉

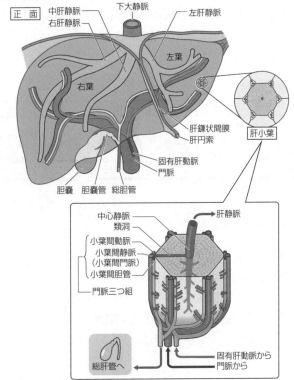

正面

中肝静脈
右肝静脈
下大静脈
左肝静脈
左葉
右葉
肝鎌状間膜
肝円索
固有肝動脈
門脈
胆嚢　胆嚢管　総胆管

肝小葉

中心静脈
類洞
肝静脈
小葉間動脈
小葉間静脈
（小葉間門脈）
小葉間胆管
門脈三つ組
総肝管へ
固有肝動脈から
門脈から

すごく小さなものが集まっている
臓器なんだね．

そうよ．あとね，肝臓に出入りしている血管についても
おさえておきましょう．
肝臓には主に2本の血管（**門脈・肝動脈**）が入ってきて，
1本の血管（**肝静脈**）が肝臓から出ていくの．
特に門脈は，肝臓の血流量の約**7**割を
供給するとても重要な血管なのよ．

▼ 門脈と肝臓

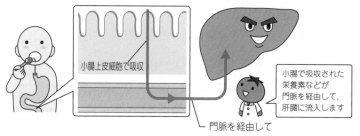

小腸上皮細胞で吸収

門脈を経由して

小腸で吸収された栄養素などが門脈を経由して,肝臓に流入します

 そうだったわね.

肝臓の機能についてもみていきましょう.
ざっくりいえば, 肝臓には主に
以下の4つの機能があるの.

▼ 肝臓の主な機能

代謝		合成	貯蔵	分解
・糖質,脂質,たんぱく質,ビタミンなど,さまざまな物質の合成,貯蔵,分解を行う.		・グリコーゲンやアルブミン,リポたんぱく質,トリグリセリドなどを合成する.	・合成したグリコーゲンやトリグリセリド,ビタミンなどを貯蔵する.	・グリコーゲンをグルコースに分解する. ほかにステロイドホルモンなども分解する.

解毒	免疫	胆汁の生成
・人体に有毒な物質の分解・排出を行う.	・門脈血中にある腸管からの病原体などの異物を貪食し,除去する.	・胆汁酸を生成し,胆汁として胆嚢に送る.

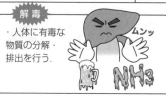

ムンッ
NH3

 ふむふむ. 肝臓の機能は, 代謝, 解毒, 免疫, 胆汁の生成, と.

各機能をそれぞれもう少し詳しくみていきましょう.
まずは代謝から説明するわね.
肝臓ではさまざまな栄養素の**合成**や**貯蔵**が行われるの.

勉強していてびっくりしたんだけど,
いわゆる三大栄養素（糖質,脂質,たんぱく質）は,
肝臓で代謝されて,**合成**や**貯蔵**されるのよね.

そうよ. たとえば,血中のグルコースは
肝臓で代謝されて,**グリコーゲン**として貯蔵されるの.
「**代謝**」は,肝臓のとても大事な機能ね.

▼ **肝臓における代謝の例**

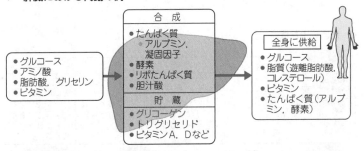

特に食後はたんぱく質や糖質,脂質の合成が盛んになります.
逆に飢餓状態のときはケトン体の合成が盛んになります

うん. それから,「解毒」も肝臓のすごい機能よね.
アンモニアやアルコールを無毒化してくれる…….
ありがたい！

▼ 肝臓における解毒作用

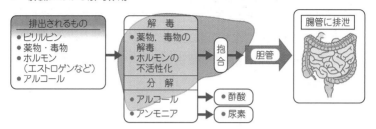

| 排出されるもの | 解 毒 | | 腸管に排泄 |

肝臓の機能の3つ目として,「免疫」機能も重要ね.
たとえば,肝臓のKupffer細胞は,
門脈中の異物や有害物を食べて,除去してくれるのよ.

▼ 肝臓における免疫

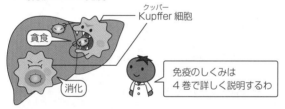

免疫のしくみは
4巻で詳しく説明するわ

肝臓って本当にスゴい.
肝臓先輩には頭が上がらないわね.

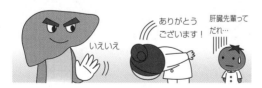

そうね．実際，健康な生活を送るには
肝臓がきちんとはたらくことが不可欠といえるわね．
それじゃあ肝臓の4つ目の機能，
胆汁生成についてみていきましょう．

肝臓における胆汁の生成と胆嚢

胆汁は，胆嚢じゃなくて肝臓がつくっているんだね．

そう．肝臓で生成した胆汁を，胆嚢にためているの．

▼　肝臓における胆汁の生成

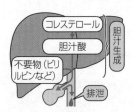

▼ 胆嚢の構造

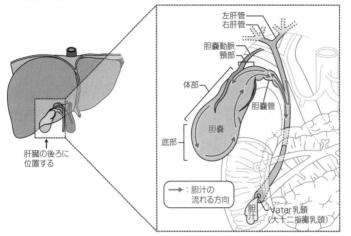

左肝管
右肝管
胆嚢動脈
頸部
体部
胆嚢管
胆嚢
底部

肝臓の後ろに位置する

→：胆汁の流れる方向

胆汁
Vater乳頭
（大十二指腸乳頭）

肝臓でつくった胆汁が，胆嚢を通って排出……．
あれっ，胆嚢って，胆汁をためているだけなの？

いいえ．ためるだけではなく，胆汁中の水と電解質を
再吸収することで，胆汁の濃縮もするわ．
それと，十二指腸に胆汁を放出する役割もあるのよ．

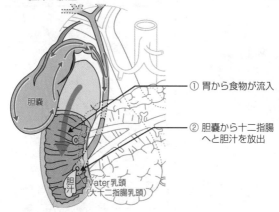

▼ 胆汁の放出

胆嚢

① 胃から食物が流入

② 胆嚢から十二指腸
へと胆汁を放出

胆汁 Vater乳頭
（ファーター）
（大十二指腸乳頭）

なるほど．胆汁って，脂質の吸収に役立つんだっけ？

そうよ．胆汁は肝臓でつくられた**胆汁酸**を含んでいるの．
胆汁酸の原料は**コレステロール**で，脂質の吸収を助ける
「**両親媒性**」という性質をもっているのよ．
（りょうしんばいせい）

両親媒性？　はじめて聞いたわ．

「**両親媒性**」というのは，簡単にいうと，
脂質と**水**の両方に混ざり合いやすい性質のことよ．
脂質はそのままだと水と混ざりにくいけれど，
両親媒性の物質と混ざることで**乳化**して
水に溶けやすくなるの．

面白い性質ね.
でも，それが油の吸収とどう関係するの？

食事中の脂質も，両親媒性の胆汁酸と
混ざることによって，水に溶けやすくなるから，
水に溶けている消化酵素が作用しやすくなるのよ.

▼　**胆汁酸の性質**

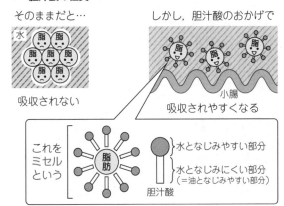

 よくできたしくみだなぁ.

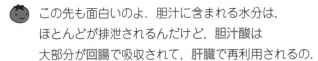 この先も面白いのよ. 胆汁に含まれる水分は，
ほとんどが排泄されるんだけど，**胆汁酸**は
大部分が**回腸**で吸収されて，**肝臓**で再利用されるの.

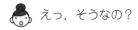 えっ，そうなの？

そう．肝臓で生成された胆汁酸を**一次胆汁酸**といい，
一次胆汁酸のうち，回腸で吸収されて
腸内細菌で分解された胆汁酸を
二次胆汁酸というの．

▼　一次胆汁酸と二次胆汁酸

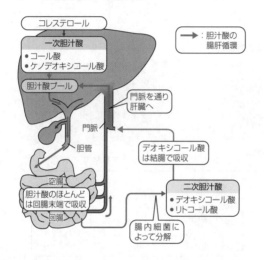

超効率的……．それなら，肝臓で胆汁酸を
新しく生成しなくても良さそうな気もするけど．

そうね．たくさん生成しなくても，
効率的に調整してくれていると考えられるのよ．
さて，これで肝臓の役割について
大体の説明はできたかしらね．

肝臓のすごさ，よく分かりました！

ちなみに，肝臓はとても強い臓器でもあって，
再生能力がとても高いというのもポイントよ．

再生能力？

健康な肝臓は，70％ぐらいを切り取ってしまっても
切った部分を再生させる力があるのよ．
すごいでしょう？

そんなに切って残りの肝臓だけで大丈夫なの？

ええ．肝臓は**予備能力**が高いから，
肝臓がウイルスなどに侵されたり
切除されたりしても，残りの部分で
もともとの機能を保つことができるのよ．

本当にすごい臓器なんだ．

そう．だから，
あなたも自分の肝臓は大事にしてあげてね．

もちろん！　もう暴飲暴食しません！

胆石症と胆嚢炎

胆石症と胆嚢炎は，どちらも胆汁の分泌に関係する疾患です．
食事との関連が強い疾患なので，国試出題箇所を中心に確認しておき
ましょう．

17129-3,4

	胆石症	急性胆嚢炎
概要	・胆道系に形成された結石のことを胆石といい，これをもつ疾患 ・成因として胆汁の成分異常，うっ滞，胆道炎がある ・中高年で好発 ・リスク因子として女性，肥満，急激な減量，妊娠回数がある ・国内の胆石保有者は5%ともいわれる	・胆嚢に生じた急性の炎症性疾患 ・急性胆嚢炎は胆石症の最も頻度の高い合併症で，胆石が胆嚢を閉塞し，細菌が感染することで生じる ・90～95%は，胆嚢結石により生じる．
症状	・右季肋部痛（横隔膜の高さの肋骨あたりの痛み） ・心窩部痛 ・悪心，嘔吐	・初期は上腹部の不快感や鈍痛 ・右季肋部痛（横隔膜の高さの肋骨あたりの痛み） ・炎症所見（発熱，CRP値の上昇，白血球数の上昇）
治療	・痛みなどの明らかな症状がない場合は治療を行わずに定期的に経過を観察する ・胆嚢結石は，腹痛などの症状がある場合には手術による治療が原則	・絶食と輸液，抗菌薬や鎮痛剤の投与などを初期治療として行う ・初期治療の後に胆嚢摘出術を行う
食事	・高脂肪食の摂取や食物繊維の摂取不足の改善 ・不規則な食生活を改善する．（胆石の形成と発作の成因を排除するため）	脂質の摂取を制限する （脂質の摂取により胆嚢の収縮が引き起こされ，停滞している胆石によって胆嚢内の圧力が上がり，痛みを生じることが多いため）
	・胆嚢を切除・摘出した場合 胆汁が濃縮されないため，脂肪や脂溶性ビタミンの吸収障害，下痢が起こりやすくなる．油が多いものを一度に摂取しないなどの対応が望まれる	

肝炎

 ねえ，トマト！
今日，栄養指導を見学させてもらったんだけど，
患者さんの症例の勉強につきあってくれないかしら？

 もちろんよ．早速みていきましょう！

Profile

Cさん

71歳　男性

身長170cm，体重62kg.
BMI 21.5kg/m².
5年前にC型肝炎と診断された
が，忙しかったため特に治療を
受けずにいた.
健康診断のたびに受診を勧めら
れ，今回本格的な治療を決意し
て入院.

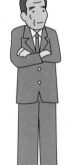

 Cさんは，5年前にC型肝炎と診断されたんだけど，
自覚症状がなかったこともあって，
これまできちんと受診にいらしていなかったのね.
肝炎ってよく耳にするけど，どういう病気なの？

肝炎は，肝臓の細胞に**炎症**が起こって，
肝細胞が壊されてしまう病態なの.
長い期間，肝臓の炎症が続くのが**慢性肝炎**,
短期間で細胞の破壊と修復が完了するのが**急性肝炎**よ.

肝細胞が壊されるって怖い….
でも，肝臓は再生能力が高いから，
多少は壊れても治るよね…？

治る場合もあるわ.
ただ，怖いのは，肝炎の一部は病態が進行すると，
肝細胞がんになる可能性があるということよ.

▼ **肝炎から肝硬変，肝がんへの移行**

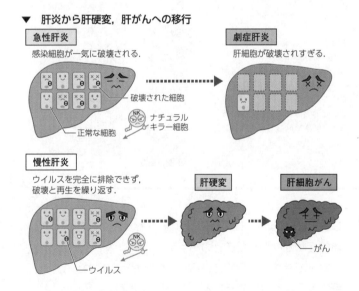

急性肝炎	劇症肝炎
感染細胞が一気に破壊される.	肝細胞が破壊されすぎる.

破壊された細胞
ナチュラル
キラー細胞
正常な細胞

慢性肝炎
ウイルスを完全に排除できず，
破壊と再生を繰り返す.

肝硬変

肝細胞がん

がん

ウイルス

劇症肝炎：肝炎のうち，短期間で肝細胞の破壊が進み，黄疸や出血傾向，肝性脳症による意識障害などの肝不全症状が出現する肝炎として，劇症肝炎があります．急性肝炎よりも肝細胞の破壊が大規模に起こるので，適切な治療を行わないと高頻度で死に至ります．わが国では，B型肝炎ウイルスの感染によって発症する場合が多く，全体の約40％を占めています．（17031-3）

 えぇ！　がんになっちゃうの！　大変だわ….
それにしても肝炎にもいろいろな種類があるのね.
何が原因で肝炎が起こるの？

 肝炎の原因としては
ウイルスや**アルコール**，**自己免疫**などがあるわ.

▼　肝炎の原因

ウイルス（A～E型）

アルコール

肥満，糖尿病，
脂質異常症など

薬物
（覚せい剤など）

自己免疫

 Cさんはс型肝炎ウイルスによる肝炎ということだけど，
「肝臓に炎症が起こる」という状態になるには，
いろいろな原因が考えられるんだね.

そうなの．その中でも比率が大きいのは
Cさんのようにウイルスを原因としたウイルス性肝炎ね．
ウイルス性肝炎にはA型からE型まであるわ．

何が違うの？

感染経路や重症化のしやすさなど，いろいろな違いがあるわ．
せっかくだから表を見ながら一緒に確認しましょう．

▼　肝炎ウイルスの種類と感染経路

17031-2

	感染経路	特　徴
A型	汚染された水，糞便，食物（貝類など）の経口摂取 海外渡航もリスク	急性肝炎のみで，慢性化せず治癒．劇症化することがあるが割合は0.1％と少ない．ワクチンが有効．
B型	血液，性行為，母子感染（経胎盤・経産道）針刺し事故	B型肝炎（HB）ワクチンが有効，予防法の確立により母子感染は激減．成人の感染は慢性化しにくいが，慢性化しやすいウイルスも一部ある．劇症化しやすい（1〜2％ほど）
C型	血液，性行為（まれ），母子感染（少ない） ※現在では輸血による感染はほとんどない	慢性化しやすく，慢性肝炎の70％を占める．癌化しやすく，わが国における肝細胞がんの原因として最も多い．
D型	血液，性行為，母子感染	B型に重複感染．日本ではほとんどみられない．
E型	汚染された食物（野生動物の生肉など），血液	急性肝炎のみ．慢性化はしない．妊婦で重症化しやすい．

本当だ．感染経路ひとつとっても，経口摂取からとか，
血液からとか，特徴が違うんだね．

そうね．あとは，ウイルス性肝炎はウイルスに感染してから
発症するまでの間に時間がかかるのも特徴ね．

どれくらいの時間がかかるの？

たとえば，A型肝炎ウイルスを原因とする
A型肝炎は，感染から発症までに2〜6週程度かかるわ．
一方で，C型肝炎ウイルスは，感染から
2〜14週間ぐらいで発症するの．

▼　**肝炎ウイルスの感染と発症**

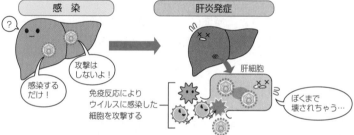

感染から発症までの期間も違うなんて…．

発症後の経過も違うのよ．A型もB型も最初は
急性肝炎という状態なんだけど，
A型肝炎の場合，食欲不振がない限りは，食事をしっかり
摂って安静にしていれば，治癒することが
ほとんどなの．問題はC型肝炎ね．

そうよね．Cさんの場合，
肝炎と診断されたのは5年も前だし．

C型肝炎がやっかいなのは，急性肝炎の発症時には
症状がそれほど強く出ないことが多いのに，
長い時間をかけて**慢性化**して，場合によっては
肝臓がんや**肝硬変**などに移行する可能性もあることなの．

（p288参照）

そうなの？

ええ．それとおそらく，Cさんは診断されるずっと前に
肝炎ウイルスに感染しているはずよ．
Cさん，何かおっしゃっていなかった？

そういえばCさん，50年も前に交通事故に遭って，
輸血に使われた血液がC型肝炎ウイルスに
汚染されていたんだって．こんなことがあるんだ……．

▼ CさんがC型肝炎ウイルスに感染した経緯

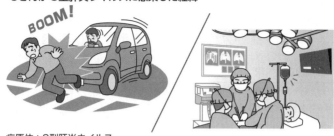

病原体：C型肝炎ウイルス
感染経路：輸血（血液感染）
時期：約50年前

 そうなの．当時は輸血用の血液に肝炎のウイルスが
混入していたことがあったの．1972年以降は
輸血用血液製剤にウイルスの検査を行っているから，
もう起こらないと考えられるけど，それ以前に
輸血を受けた人は，罹患の可能性が否定できないのよ．

| comment

B型肝炎およびC型肝炎に関して，集団予防接種での注射器の使い回し
や，医療者の針刺し事故などが肝炎ウイルス感染の原因として注目され
ました．集団予防接種では1988年に予防対策が取られ，ほとんど感染例
はみられなくなりました．

 なるほど．

Chapter
8
肝臓のはたらきと肝炎

肝炎ウイルスは，キャリア数も患者さんの数も多いから，
国は肝炎総合政策を推進していて，
医療費を補助したり，啓発活動を行ったりしているの.

▼ 肝炎患者の内訳

	B型肝炎	C型肝炎
キャリア数※1	約110万〜120万人	約90万〜130万人
患者数※2	約19万人	約30万人

「キャリア数」とは，
肝炎ウイルスを
体内に保有してい
る方の推計数です

※1 令和元年度　厚生労働科学研究費補助金　肝炎等克服政策研究事業
　　報告書（田中班）
※2 令和2年度　厚生労働科学研究費補助金　肝炎等克服政策研究事業
　　報告書（田中班）

そんなに多くの方がウイルスに感染しているんだ…….
Cさんはご家族と話し合って治療を始めたそうなのよ.
でも，それまで自覚症状はあまりなかったんですって.
それでも治療しないといけないの？

そうね. 肝臓は強い臓器なんだけど，
年齢が上がると，少しずつ機能は落ちるの.
Cさんも，今までは肝炎ウイルスに肝臓が
負けなかったけれど，ウイルスはずっと肝臓にいるのよ.

ということは，お年を召されて肝機能が落ちてくると，
ウイルスの勢いが強くなるかもしれないということ？

そうなの. そして，さっき少し触れたように
肝炎ウイルスの影響が強まると，肝硬変や
肝不全，肝細胞がんを引き起こす可能性もあるわ.

そうか，肝炎をきっかけに，さらに肝臓が弱ってしまう
肝硬変や肝不全になる可能性があるんだね.

😊 肝硬変や肝細胞がんに至ると，改善は難しくて，死亡リスクも上がるの．

😊 納得ね．だからこそ，早めの治療が大事なのね．

😊 それじゃあ今度は，Ｃさんの検査値を確認して肝炎の特徴を勉強していきましょう．

肝炎の検査値（AST，ALT）

😵 トメィト！ ヘルプミー！

😊 どうしたのよ．

😊 Ｃさんの検査値を確認しているんだけど，何に注目すべきかよく分からなくて……．

😊 一緒にみていきましょう．

▼ Cさんの主な検査結果

検査項目	基準値	入院時の値
空腹時血糖	73~109 mg/dL	95 mg/dL
HbA1c	4.9~6.0 %	6.0%
血清アルブミン	4.1~5.1 g/dL	3.8 g/dL
コリンエステラーゼ	男性240~486 U/L 女性201~421 U/L	260 U/L
LDLコレステロール	65~163 mg/dL	110 mg/dL
トリグリセリド(TG)	男性 40~248 mg/dL 女性 30~117mg/dL	130 mg/dL
AST	13~30 U/L	80 U/L
ALT	男性 10~42 U/L 女性 7~23 U/L	90 U/L
ALP	106~322 U/L	240 U/L
γ-GT	男性 13~64 U/L 女性 9~32U/L	105 U/L
ビリルビン	0.4~ 1.5mg/dL	1.1mg/dL

今回は肝炎の患者さんだから，特に肝機能に関わる
項目について説明していくわね.
分かるところからアセスメントを進めていきましょう.

空腹時血糖，HbA1c，LDLコレステロール，
トリグリセリドは基準範囲内なんだ.
基準範囲を逸脱してるのは…….
アルブミン，ASTとALT，γ-GTね.

いいわね．それじゃあ，肝臓の状態を確認するために
必要な検査値を，順番にみていきましょう．

なんだかたくさんあるけど，頑張ってついていくわ！

まず，ASTとALTは，
どちらも**トランスアミナーゼ**という
アミノ酸の合成を促す酵素の一種なんだけど，
肝細胞の壊死を反映する指標なの．

壊死って……．ちょっと怖い検査値なんだ．

そうなの．
ASTもALTも本来は**肝細胞中**に存在すべきものなの．
だから，血中の数値が高いということは，
何らかの原因によって肝細胞が破壊されて，
血中に流れてしまっていることが分かるのよ．

なるほど．

ちなみに，ASTとALTが，
肝臓のどこに存在するのかはおさえておいてね．

▼ ASTとALT

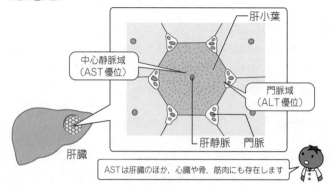

肝小葉

中心静脈域
（AST優位）

門脈域
（ALT優位）

肝静脈　門脈

肝臓

ASTは肝臓のほか，心臓や骨，筋肉にも存在します

それぞれ，存在する場所は結構違うんだ．

この2つの酵素の数値で，肝臓の状態が推定できるのよ．

確かにCさんの場合は
ASTが80U/L（基準値13〜30U/L），
ALTが90U/L（基準値10〜42U/L）と，
基準値よりも高くなっているわね．

もう1つポイントなのが，
「ASTとALTのどちらが高いか」という点よ．
Cさんの場合はALTの方がASTよりも高いわよね．

うん．ということは，
門脈近くがよりダメージを受けてるってこと？

その通り．慢性肝炎では，門脈近くが
傷害されやすいの．ALTは門脈付近に多いから，
ALTの高値は，門脈付近がダメージを受けて，
血中に流出したことが推定できるのよ．

なるほど．そういうことなんだ．

一方で，肝硬変や肝細胞がんなどでは，肝臓全体が
傷害を受けるから，ALTだけでなく，
ASTも血中に流れてしまうの．

▼ ASTとALTのバランスを確認しよう

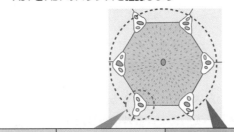

	ALT	AST
分布領域	門脈域に多い	肝内に均一に分布
肝全体の量の比	1	2〜3
半減期の比	2（48時間）	1（24時間）
優位な疾患	● 急性肝炎（回復期） ● 慢性肝炎 ● 非アルコール性脂肪肝	● 急性肝炎（初期） ● 肝硬変　● 肝細胞がん ● アルコール性肝障害 ● うっ血性心不全

※肝疾患以外のAST＞ALT：心筋梗塞，筋疾患，溶血など

ALTは，「肝特異性が高い≒肝臓の状態に
左右されやすい」酵素といえるわね

なるほど〜．ASTとALTの特徴，よく覚えておこう．

その他の肝臓関連の指標

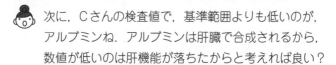

次に，Cさんの検査値で，基準範囲よりも低いのが，
アルブミンね．アルブミンは肝臓で合成されるから，
数値が低いのは肝機能が落ちたからと考えれば良い？

そうね．血中のアルブミンが減少するのは，
肝機能の低下時のほか，腎機能の低下などでも
みられるの．ただ，ほかの指標を考えても，
Cさんの場合は，肝機能の低下が
血中アルブミン低下の原因と考えられるわ．

ふむふむ．それじゃあ，γ-GTはどうかしら？
Cさんは基準範囲より少し高い数値だったけど．

γ-GTは**たんぱく質を分解する酵素**で，
ALPとセットで胆道での**胆汁のうっ滞**を
評価する指標になるわ．

ALP？　なんだっけ？

ALPは有機リン化合物の一種である
リン酸モノエステルを分解する酵素なの．
亜鉛を含んだ酵素なのよ．

そういえば，前にも少し
教えてもらったわよね.
この2つがどうして胆道でのうっ滞を評価できるの？

この2つは，どちらも肝臓から胆汁として，
胆道を通って排泄される酵素なのよ.
ただし，下の図を見て.

▼ ALPとγ-GTの動態

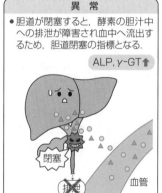

正常	異常
● ALPやγ-GTは，肝細胞，特に毛細胆管側膜や胆道上皮細胞に存在し，胆汁中へ排泄される.	● 胆道が閉塞すると，酵素の胆汁中への排泄が障害され血中へ流出するため，胆道閉塞の指標となる.

ALP, γ-GT↑

○：ALP
▲：γ-GT

肝臓

胆道

排泄

閉塞

排泄

血管

 胆道が閉塞されてしまうと，血管に流れてしまうんだ.
肝臓に関わる指標といっても，いろいろあるんだね.

そうね．ちなみに，うっ滞を疑うときは，
一緒に**ビリルビン**を確認しておきましょう．
ビリルビンは**赤血球中のヘモグロビン**が肝臓で
代謝されたときにできる物質で，
うっ滞がみられるときに**高値**を示すわ．

なるほど．ALPとγ-GTにあわせてビリルビンを確認して，
高値だったらうっ滞を疑えばいいし，
そうでなかったら肝機能の低下を考えれば
いいってことかしら？

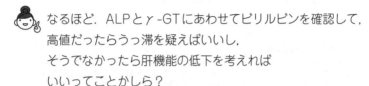

comment

ALPは肝臓以外にも存在する酵素なので，これが高値であることが肝障
害であるとは限りません．肝臓や胆道のほかに，骨などのさまざまな臓
器に分布していて，骨折や悪性腫瘍の骨転移でも高値を示します．一方で，
γ-GTは肝炎のほかに肝臓に毒性をもつ薬剤や慢性的なアルコール摂取な
どでも高値を示します．

その解釈で大丈夫よ．さて最後に，Cさんは
正常範囲内にとどまっているけれど，注目したい
コリンエステラーゼについても少し説明するわね．

「〜ーゼ」で終わるということは，
コリンエステラーゼは酵素よね．どんな役割があるの？

コリンエステラーゼは，
肝臓でのたんぱく質合成能力をみる指標なの．
肝硬変などの重い肝臓病では低下する可能性があるわ．

Cさんもコリンエステラーゼが基準値の下限に近いわよ.
肝機能の低下が示唆されると考えられるの?

 その解釈でOKよ.

 了解. いろいろ出てきたから, いったん整理しておこう.

▼ **肝機能検査で明らかになる主な指標**

指 標	ポイント
AST	肝細胞の破壊の程度をみる. 疾患により, AST優位
ALT	or ALT優位となるので, 2つの指標を比べて確認する.
アルブミン	肝臓のたんぱく質合成能をみる. 肝硬変など, 肝機能
コリンエステラーゼ	が低下すると数値が低下する.
ALP	肝細胞の障害と, 胆汁の流れ具合をみる. 何らかの理
γ-GT	由により胆道が閉塞すると, 血中に増加する.
ビリルビン	

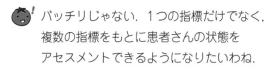

 バッチリじゃない. 1つの指標だけでなく,
複数の指標をもとに患者さんの状態を
アセスメントできるようになりたいわね.

 先は長そうだけど, 頑張ります!

肝炎の治療

 Cさん，順調に治療が進んでいるみたい．
C型肝炎の治療って，薬だけでできるんだね．

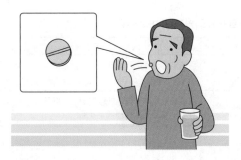

肝炎の治療は，治療薬がどんどん進化しているの．
今ではB型肝炎もC型肝炎も，<u>内服薬だけでウイルスを
死滅させたり，減少させたり</u>することが
₂₀₁₂₅₋₁
可能になっているのよ．
ちょっと前まで考えられないことだったんだけどね．

> **comment**
>
> C型肝炎については，直接作用型抗ウイルス薬（DAAs）の2〜3カ月の
> 内服で，副作用が少なく高い治療効果があることが確認されています．
> 一方，B型肝炎では核酸アナログ製剤の長期間の内服が広く用いられてい
> ますが，週1回のペグインターフェロンの皮下注射による治療を選択する
> ケースもあります．

それってすごいことだよね．
管理栄養士ができることは何かあるの？

C型肝炎の治療に限定すると，管理栄養士が
アドバイスできることは，それほど多くないわね．
「C型肝炎治療ガイドライン2020」（日本肝臓学会）でも，
食事についての言及はほぼないわ．

あら，そうなんだ…．

ただ，鉄の摂取に関しては気をつけておきましょう．

鉄？　どうして？

肝臓には，鉄を貯蔵する役割があるの．
普段は体内の鉄が欠乏したり，増えたりしてしまったときに
調節を行うんだけど，C型肝炎やNASH（p311参照）
では調整能力が低下して，鉄が過剰に
蓄積してしまうことがあるの．

それってやっぱりマズいことなの？

ええ．過剰な鉄と，酸化ストレスによって生じた
過酸化水素が反応して，活性酸素（フリーラジカル）の
一種であるヒドロキシラジカルを発生させるの．
この活性酸素が細胞を傷つけてしまうおそれがあるのよ．

▼　鉄＋過酸化水素＝活性酸素

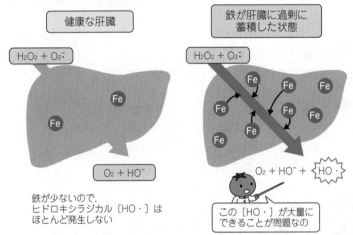

鉄が少ないので，
ヒドロキシラジカル［HO・］は
ほとんど発生しない

この［HO・］が大量に
できることが問題なの

ヒドロキシラジカルが大量に発生し，DNA を
損傷させたり，たんぱく質を酸化させたりする

だからC型肝炎では鉄の摂取を控えたほうが良いんだね．
どの程度控えていただく必要があるのかしら？

それほど厳しい制限にはならないわ．
6 ～ 8mg/ 日以下にしていただきましょう．

▼ 鉄の推定平均必要量と推奨量（50〜64歳）

	推定平均必要量		推奨量	
男性	6.5mg/日		7.5mg/日	
女性	月経なし	月経あり	月経なし	月経あり
	5.5mg/日	9.0mg/日	6.5mg/日	11mg/日

「日本人の食事摂取基準」2020年版をもとに作成

健康な人向けの基準値とあまり変わらないんだ

あれ，制限というほどでもなさそうね．

そうなの．鉄を多く含むレバーなどの
食品の摂取を控えてくだされば問題ないと思うわ．
ただし，鉄を含有している可能性があるから，
サプリメントを摂取する際には内容に注意しましょう．

 了解．ほかに気をつけることはあるかしら？

食事については特に制限はないわ.
ただ，軽めの運動は習慣にしていただきたいわね.

Cさんは若い時は野球部だったそうだけど，
もう運動する機会はほとんどないみたい.
病気もしたし，いきなり運動を習慣にするのは
難しそうな気もするけど…….

そこをアシストするのも管理栄養士の大事な仕事よ.
運動習慣がないと，体も早く衰えるの.
せっかく肝炎という病気を克服するなら，
より良い生活習慣を実践していただきましょう.

それじゃあ，まずはラジオやテレビの体操を
日課にしていただいて，慣れてきたら
ウォーキング，なんてどうかしら？

いいわね．何か記録が取れると
続きやすいと思うわ．アプリでも，ノートでも良いから，
運動記録をつけていただきましょう.

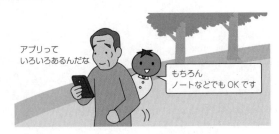

アプリって
いろいろあるんだな

もちろん
ノートなどでも OK です

Cさん，「1週間に2回，1回30分くらいなら
頑張れそうだな」とおっしゃっていたわ．

 最初はそれだってすごいことよ．
習慣になってきたら，ほかの運動にも
トライしていただきましょう．

 はーい．良い勉強になったわ．
体のしくみ，もっと知りたい！

| comment

亜鉛には，体内でたんぱく質や核酸の代謝に関わる役割や，味覚を正常
に保つ役割があります．食事から吸収された亜鉛の60～70%は血清ア
ルブミンと結合して血中から組織や細胞へと輸送されます．肝炎や肝硬
変の患者さんは，肝機能の低下により低アルブミン血症になりやすく，
それが亜鉛欠乏につながることが示唆されています．亜鉛の補充による
肝機能の改善や肝線維化の抑制などが報告されており，今後の研究が期
待されています．

Chapter

8

肝臓のはたらきと肝炎

脂肪肝に注意

（肝炎を復習中の栄子）

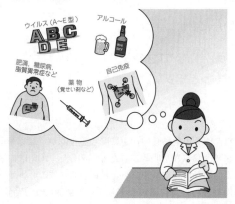

 そういえば，肝炎にはウイルス以外にも原因があったわよね．
肥満とか，糖尿病，脂質異常症って肝炎にどう関係するの？
炎症っていう言葉と結びつかないような….

 関係あるのよ．
これらの栄養素の代謝に異常がある状態になると，
脂肪肝を合併することが多くなるわ．
その脂肪肝から肝炎に移行することがあるの．

 脂肪肝？

簡単にいうと肝臓に脂肪が溜まった状態ね.
食べ物でいうとフォアグラがまさにそう.
脂肪肝の原因として, 代謝性疾患のほかにも,
アルコールや薬剤の過剰摂取があるわ.

フォ, フォアグラ…！？そうやって聞くとすごい状態だわ.
アルコールが肝臓の負担になることは知っていたけど,
肥満とかでも脂肪肝や肝炎につながる可能性があるのね.

そうよ. たとえば, 脂肪肝が見つかった場合,
過度な飲酒歴があれば, **アルコール性脂肪肝**とされるの.
ただ, 過度な飲酒歴がなく, ほかの原因による
肝疾患を除外できた場合, NAFLDという病態に
分類されるわ.

ナッフルディー？

non alcoholic fatty liver diseaseの略よ.
和訳すると**非アルコール性脂肪性肝疾患**ね.
そして, NAFLDのうち, 肝炎が認められず
脂肪蓄積のみの病態をNAFL (非アルコール性脂肪肝),
肝炎が認められる病態をNASH (非アルコール性脂肪肝炎)
と呼ぶわ.

▼ 脂肪肝の分類

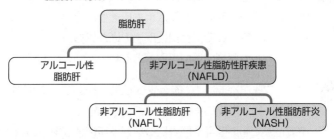

NAFLD：nonalcoholic fatty liver disease（非アルコール性脂肪性肝疾患）
NAFL：nonalcoholic fatty liver（非アルコール性脂肪肝）
NASH：nonalcoholic steatohepatitis（非アルコール性脂肪性肝炎）

 ナッシュ？　ナッフル？　こんがらがってきた….
トマト，教えてくれる？

 それじゃあ，一緒に勉強していきましょうか.

|comment|

アルコール性脂肪肝は，アルコールの常習的な大量摂取が原因で，アルコール性の肝炎，肝硬変，肝がんへと進行する可能性があります.

NAFLとNASHの違いは？

 NAFLとNASHの違いを整理すると，脂肪肝だけだと
NAFL，炎症があるとNASHってこと？

そうね．さっきの図を見直してみましょう．
NAFLDはNAFLとNASHを包括した概念なの．
さらにNAFLの一部は，NASHに移行するわ．

すべてのNAFLがNASHになるわけではなのね．

そうなの．ただ，NASHになった患者さんの
約10〜25%は肝硬変に，さらにその約10%は
肝がんに進行するといわれているわ．
肝硬変や肝がんの大変さはまた後で話すわね．

▼ NASHから肝硬変，肝がんへの移行イメージ

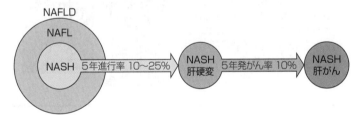

名前からして大変そうじゃない！
じゃあ，少なくともNAFLの時点で
NASHにならないように治療しなきゃいけないんだね．

大事なポイントね．次はNASHも含めたNAFLDの
原因について一緒に勉強していきましょう．

NAFLDの原因は？

 基本的なところから気になっているんだけど，
そもそも，肝臓に脂肪が蓄積するってどういうこと？
しかもそれが，肥満や糖尿病が原因になるって
ますますつながりが見えないわ．

基本から固めるのは大事よ．
患者さんの例を見ながら話すわね．

Profile

> **Nさん**
>
> **45歳 男性**
>
> 会社員（デスクワーク）．
> BMI 30kg/m²の肥満体型．食べる
> ことが好きで，特に脂っこいもの
> をよく食べる．飲酒歴はなし．運
> 動は膝に痛みがあるため，まった
> くしていない．健康診断で肝機能
> の低下を指摘され，精密検査を受
> けたところ，NASHと診断された．

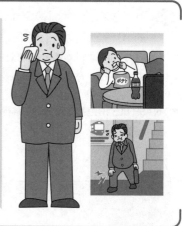

 Nさん，食べることがお好きなのね！
私と一緒だわ！

そうね．食べることが好きなこと自体は
特に問題ないのだけれど，バランスが問題なの．
たとえば栄子，食事で摂るエネルギーの量が，
消費する量を上回ったら，どうなるかしら？

そんなの簡単よ！
余った分は脂肪として蓄えられて太るわ.

そうよね．肝臓も同じなのよ.

そうか！　確かに，肝臓では栄養素の合成や貯蔵が
行われているって勉強したわ！
余ったエネルギーに肝臓が対応しないといけなくなるのね.

その通りよ．普段は肝臓に供給される栄養素の量と，
肝臓が全身に供給したり，肝臓自身が消費したりする量は
大体バランスが取れているんだけど……
過食や運動不足でバランスが崩れて，供給される量が多くな
ると，肝臓に脂肪として蓄積されてしまうの.

▼　**脂肪肝の進行**

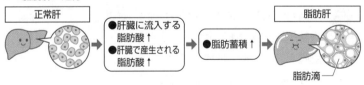

それでフォアグラ状態になってしまうのね．大変だわ！

さらに，脂肪肝の背景としては，肥満などによって
インスリン抵抗性が高まっていることが挙げられるわ．
インスリン抵抗性って聞いたことある？

勉強したことあるような，ないような…何だっけ？

簡単にいうと，血糖値を下げてくれる**インスリン**の
効きが悪くなるの．**高血糖状態**が続きやすくなるから，
肝臓に入る糖の量が多くなるのね．
肝臓はその糖を材料にして**脂肪**を合成・蓄積していくの．

インスリンって血糖値だけじゃなくて
肝臓にも影響があるのね．

---

comment

インスリン抵抗性とは，インスリンの分泌が見られるものの，細胞にインスリンの刺激が伝達されにくくなっており，血糖降下作用が出にくくなっている状態を指します．遺伝，肥満，運動不足や高脂肪食などが発生の原因として考えられています．生活習慣病のひとつである2型糖尿病にも大きな関連のある状態です．

そうね．あと，**高インスリン血症**の状態は，
脂肪組織からの脂肪酸の放出を促して
肝臓への**脂肪酸**の供給を増やしたり，
中性脂肪として肝臓から各臓器に運ばれる
VLDL コレステロールの合成を妨げたりするの．

肝臓にどんどん脂肪が集まってしまうのね…．

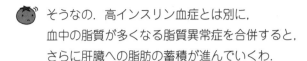 そうなの. 高インスリン血症とは別に,
血中の脂質が多くなる脂質異常症を合併すると,
さらに肝臓への脂肪の蓄積が進んでいくわ.

▼ インスリン抵抗性と脂肪の蓄積

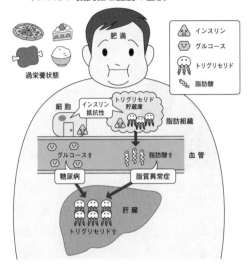

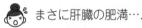 まさに肝臓の肥満….

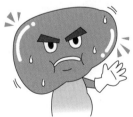 イメージはそんな感じよ. まとめると, NAFLの要因は,
過食や運動不足による肥満から起こる**インスリン抵抗性の
増加**, **高血糖状態**, **脂質異常**って感じかしら.

NAFLになる原因はよく分かったけど，
どうしてNASHに進行してしまうの？

 現在では，さっき話したインスリン抵抗性や，
酸化ストレス，腸内細菌が関係する炎症誘発性物質の
分泌増加，遺伝的な要因が同時に進行して
NASHにつながると考えられているわ．

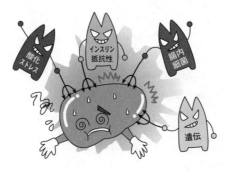

 なんだか難しいわね…でもさっきも言ってたけれど，
肝炎に進行することもあるから，
NAFLDがただの脂肪肝ではないことは分かったわ．
しっかり治療しなきゃ！

国試ひとくちメモ

NASHと線維化：NASHの特徴として肝臓の線維化があります．線維化
は炎症によって傷ついた肝細胞が何度も置換・修復することで進行すると
いわれています．（17031-5）

NASHはしっかり治そう！

 とはいえ，どうやって治療するの？
ウイルス性肝炎のときは薬だったよね？
NASHにも効く薬があるの？？

 あればいいんだけどね….
生活習慣に大きく関わりがある疾患だから，
基本的には生活習慣の改善や基礎疾患の治療が
中心になるわ.

 簡単には治らないのねぇ….

| comment |

減量のみで効果が十分に現れなかった場合は，投薬治療も検討します.
NASHに進行してしまった場合，現時点でわが国には，直接有効な薬剤は
ありません. ただ，インスリンの効きを高める糖尿病の薬や，抗酸化作
用があるビタミンEを利用することがあります.

 Nさんの場合，肥満があるから
食事・運動療法による減量が必要ね.
『NASH・NAFLDの診療ガイド2021』によると
体重の7%の減量を目指すことになるわね.
あとはほかに基礎疾患がある場合は，
それもあわせて治療することになるわ.

 ふむふむ…. 他の疾患もまとめて退治！って感じね.

Chapter

8

肝臓のはたらきと肝炎

食事療法のポイントと，それに沿ってNさんの食事を変えてみるとこんな感じね．

エネルギー	30kcal/kg標準体重/日
炭水化物	50〜60%エネルギー 精製された糖類，果糖は控えめにし，穀類などからの摂取を勧める
脂質	20〜25%エネルギー 飽和脂肪酸からの摂取は控える

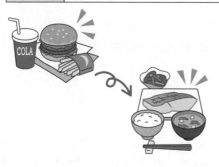

揚げ物が中心の食事から，主食・主菜・副菜がそろった健康的な食事になったわね！

そうね．Nさんは脂っぽいものがお好きだから，いままで食べていたもの比べると大きな変化だけど，そこまで大きな制限はないのよ．

へー，それなら続けられそうだね！
あとは，生活習慣の改善として，運動よね？

運動もいいわね．患者さんの生活や状態に合わせて
考えていく必要があるけど，
有酸素運動もレジスタンス運動（筋力トレーニング）も
どちらも効果がみられるわ．

Nさんは膝を傷めているみたいだから…
軽いウォーキングと，座ってできる
簡単な筋トレはどうかしら？

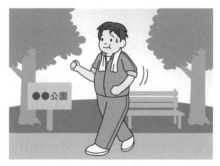

バッチリね★
NASHの治療のための生活習慣の改善は
管理栄養士の腕の見せ所よ！
一緒にサポートしていきましょう！

Check it out!

覚えられましたか？

この章の重要事項を赤シートで隠してチェック！

- [ ] 肝臓は，栄養素の代謝や貯蔵，胆汁酸の生成だけでなく，人体に有害な物質を分解し排泄する解毒作用や，免疫などにも関与している．(p277)

- [ ] 肝炎は，肝炎ウイルスの感染やアルコール，自己免疫などにより，肝臓の細胞に炎症が起き肝細胞が破壊される疾患である．なかでも，C型肝炎ウイルスによる肝炎は慢性化しやすく，慢性肝炎の原因の70％を占める．(p289～290)

- [ ] ALTとASTは，肝細胞の壊死を反映する指標であり，肝炎の検査項目として用いる．ALTはASTよりも肝特異性が高く，肝臓の状態に左右されやすい．(p295～299)

- [ ] アルコール以外の生活習慣が原因の非アルコール性脂肪性肝疾患（NAFLD）は，肝炎が起きていない状態の非アルコール性脂肪肝（NAFL）と，肝炎が起きている非アルコール性脂肪性肝炎（NASH）に分類される．(p312)

- [ ] NASHの治療では，合併していることが多い肥満・糖尿病・脂質異常症・高血圧を改善させることが基本方針となり，軽度のエネルギー・脂質制限を主体とする食事療法と運動療法が治療の中心となる．(p319～320)

国試にチャレンジ

この章を読むと解けるようになる国試問題が別冊に収録されています．章の内容が理解できているか，チェックしてみましょう！

別冊 p.16 へ

QB・RBを活用しよう

この章と関連した問題集『クエスチョン・バンク』，参考書『レビューブック』のページを下記のQRコードで確認しましょう！

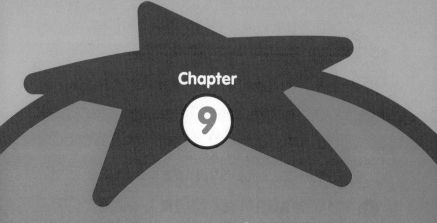

Chapter

9

肝硬変

肝硬変は，慢性に進行するすべての肝疾患の
終末像であり，回復が難しい病気です．特に
非代償期ではさまざまな合併症がみられるた
め，肝臓への負担を減らすための栄養療法を
行います．

肝硬変とは？

（……まだまだ勉強中の栄子）
肝臓って，本当に頼れる臓器だけど，
それだけに病気になると大変なのね.
肝炎以外にも，いろいろな病気があるんだ.

そうね. 肝臓は日々いろいろな仕事 (p277参照) を
してくれているんだけど，肝炎ウイルスに攻撃されるなど
継続して負担がかかると，
さすがの肝臓も機能が低下してしまうのよ.

▼　肝臓に負担をかける原因

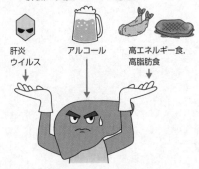

肝炎
ウイルス　　　アルコール　　高エネルギー食,
　　　　　　　　　　　　　　高脂肪食

確かに，たとえば肝臓が解毒してくれてるのって，
いったんは肝臓が有害物を取り込んでいるってことだもんね．
物質によっては負担になると思うわ．

 そうね．ちなみに，慢性に進行する肝疾患の
終末像として知られているのが，肝硬変なの．

 文字だけみると，肝臓が硬くなっている状態なの？

 ええ．肝硬変では，肝臓は線維化が進んで硬くなるとともに，
萎縮して臓器のサイズも小さくなるのよ．

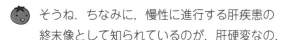

▼ **正常な肝臓と線維化した肝臓**

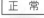

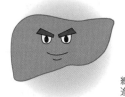

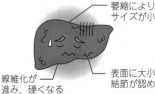

萎縮により
サイズが小さく

線維化が
進み，硬くなる

表面に大小凹凸の
結節が認められる

 肝臓の線維化は，年齢やAST・ALT，血小板を使った
Fib4 indexという指標で評価することができます．
また，肝臓の硬さ（肝硬度）は超音波やMRIを使って
測定します．どちらも簡便に検査できることが特徴です

| comment

あらゆる肝疾患の終末像とも呼ばれる肝硬変は，肝機能がある程度保た
れている代償期と，肝機能障害が進行した非代償期に分けられます．代
償期では目立った症状が現れないことも多いものの，非代償期では門脈
圧亢進症や肝機能障害（黄疸，腹水，肝性脳症）など，さまざまな症状
や合併症を呈し，肝がんのリスクが高まります．

Chapter
9

肝
硬
変

元気なくなっちゃってる……．

 そう．そして，肝臓の萎縮や線維化とあわせて
懸念されるのが，**門脈圧の亢進**ね．
門脈の流れが異常になるのが原因よ．

▼ 門脈圧の亢進

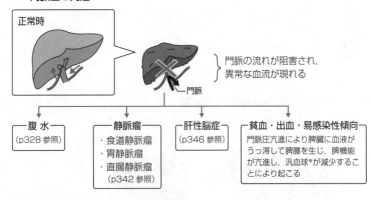

正常時

門脈の流れが阻害され，
異常な血流が現れる

門脈

腹水	静脈瘤	肝性脳症	貧血・出血・易感染性傾向
(p328 参照)	・食道静脈瘤 ・胃静脈瘤 ・直腸静脈瘤 （p342 参照）	(p346 参照)	門脈圧亢進により脾臓に血液がうっ滞して脾腫を生じ，脾機能が亢進し，汎血球※が減少することにより起こる

※ 赤血球，白血球，血小板の3つの成分を指す

 肝臓に栄養を届けるのが
門脈の役割と勉強したけど（p277参照），
肝臓へのルートが阻害されると，
血流が異常になって，いろいろな症状が現れるんだ……．

 そうなの．門脈圧の亢進によって，肝硬変では
肝臓の線維化，萎縮など，
さまざまな症状が現れるの．くわしくみていきましょう．

肝硬変でみられる症状

肝硬変でみられる症状は多岐にわたるんだけど，
ここでは以下のものを説明するわ．

▼ 肝硬変でみられる主な症状

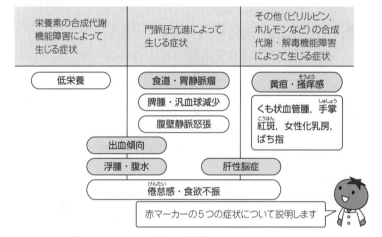

栄養素の合成代謝機能障害によって生じる症状	門脈圧亢進によって生じる症状	その他（ビリルビン，ホルモンなど）の合成代謝・解毒機能障害によって生じる症状
低栄養	食道・胃静脈瘤	黄疸・搔痒感
	脾腫・汎血球減少	くも状血管腫，手掌紅斑，女性化乳房，ばち指
	腹壁静脈怒張	
出血傾向		
浮腫・腹水	肝性脳症	
倦怠感・食欲不振		

赤マーカーの5つの症状について説明します

ずいぶん多くの症状があるんだね．

そうよ．それじゃあ，
まずは腹水についてみていきましょう．

▼ 腹水

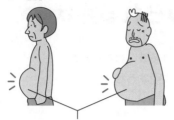

腹囲がふくらんでいる

うーん，これはどう考えればよいんだろう．
太っている感じではないけど，
お腹まわりがパンパンに腫れているわ．

そうね．腹水は，本来なら血液中にあるべき水分が，
何らかの理由で腹腔に漏出してしまうことで
起こるのよ．肝硬変の患者さんでよくみられるわ．

▼ 消化管と腹腔・腹膜

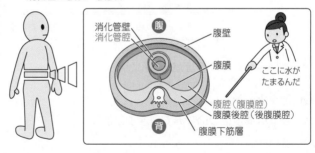

消化管壁
消化管腔
腹
腹壁
腹膜
ここに水が
たまるんだ
腹腔（腹膜腔）
腹膜後腔（後腹膜腔）
背
腹膜下筋層

門脈圧の亢進が関係しているっていう話だけど，
関連がよく分からないわ…….

 肝硬変でみられる腹水の原因として重要なのが，
門脈圧の亢進と，血漿膠質浸透圧の低下ね. ¹⁹¹²⁸⁴

▼ 腹水の原因

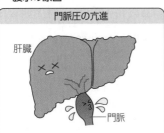

門脈圧の亢進

肝臓

門脈

● 門脈圧の亢進により，肝小葉の類洞
（p276参照）にかかる血圧（類洞圧）
が上昇すると，肝リンパ生成量が増加
する．肝リンパ生成量がリンパ管への
流入量を上回ると，腹腔内へ漏出する.

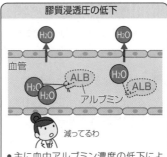

膠質浸透圧の低下

H_2O

血管

H_2O ALB H_2O
H_2O アルブミン ALB

減ってるわ

● 主に血中アルブミン濃度の低下によ
り，膠質浸透圧が低下し，血管内に
水分を保持できず，腹腔内に漏出す
る.

| comment |

ほかに，上記の原因により循環血漿量が減少し，それに対応するために
尿細管で水やNa⁺の再吸収が増加することも腹水の一因となります.

 肝硬変の患者さんで血中のアルブミンが減少していると，
血漿膠質浸透圧が低下して，血管外に
水分が漏れやすい状態になっているの.

Chapter
9
肝硬変

▼　アルブミンは血管側に水を引きつける

細胞質
血管壁
血　液

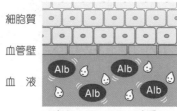

血液中のアルブミンが充足してい
ると，水が引きつけられるので，
血管外に水が出ていきません

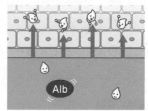

血液中のアルブミンが不足すると，
水を引きつける力が弱まり，
血管外（細胞間液や腹腔）
に水が出ていきます

血管などは半透膜になっていて，浸透圧が
高い方に引きつけられるんだったわよね（p246参照）.
肝硬変の患者さんは，アルブミンの合成が
うまくできないから，アルブミンが減っているのかな？

正解よ．それともう1つ，門脈圧が亢進すると，
肝臓付近に血液がうっ滞するんだけど，
このうっ滞している場所の周りは腹腔なの．

ということは，うっ滞によって
腹腔に水が漏れて，腹水が起こるの？

そう考えられるわ．ただし，さっき説明した通り，
腹水が起こる原因は複合的で複雑だと考えられているの．
1つの原因で起こるものでないことを覚えておいてね．
じゃあ今度は，黄疸についてみていきましょう．

黄疸

肝機能が低下すると，目や皮膚にも
異変がみられるの．これを黄疸（おうだん）というわ．

▼　黄疸

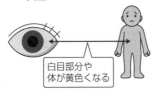

白目部分や
体が黄色くなる

 うーん，これも肝臓とのつながりが分からない……．

順を追って考えていきましょう．
今回は，肝臓のほかに，脾臓という別の臓器が登場するわ．
脾臓には，老化した赤血球を壊す役割があるの．

▼ 脾臓における赤血球の破壊

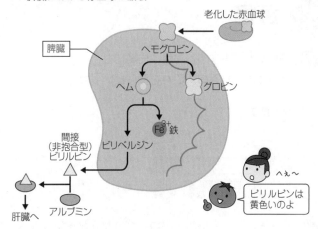

赤血球を破壊した後に分解されてできた
ビリベルジンっていう物質が**間接ビリルビン**となって，
アルブミンと一緒に肝臓に行くんだね.

そう．間接ビリルビンは，
肝臓で直接ビリルビンに変化して，胆嚢へと進むの．

▼ 肝臓におけるビリルビン代謝

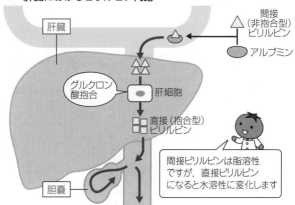

間接ビリルビンは脂溶性
ですが，直接ビリルビン
になると水溶性に変化します

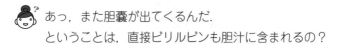 あっ，また胆嚢が出てくるんだ．
ということは，直接ビリルビンも胆汁に含まれるの？

 そうなの．胆汁は茶色いんだけど，
この色は直接ビリルビンの色なのよ．

なるほどね．胆汁酸はほとんどが再吸収されると学んだ
けれど，直接ビリルビンは一緒に再吸収されるのかな？

 ええ．そうなのよ．
胆嚢を通った後の流れも含めてみてみましょう．

▼ 胆汁の放出と腸肝循環

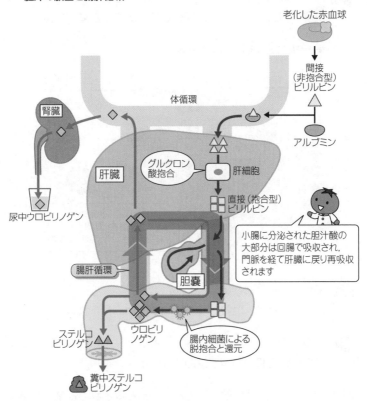

老化した赤血球

↓

間接
（非抱合型）
ビリルビン

アルブミン

体循環

腎臓

肝臓

グルクロン
酸抱合

肝細胞

直接（抱合型）
ビリルビン

尿中ウロビリノゲン

小腸に分泌された胆汁酸の
大部分は回腸で吸収され，
門脈を経て肝臓に戻り再吸収
されます

腸肝循環

胆嚢

ステルコ
ビリノゲン

ウロビリ
ノゲン

腸内細菌による
脱抱合と還元

糞中ステルコ
ビリノゲン

本当だ．腸肝循環で再吸収されてる．
でも，一部は尿中や糞中に排泄されるんだね．

ええ．ところが，肝細胞が障害されると，この循環が
うまくいかなくなるの．黄疸の原因もここにあるのよ．

▼ 肝細胞の傷害による直接ビリルビン（Bil）の増加

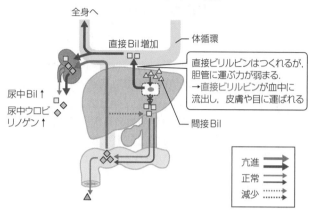

全身へ

直接 Bil 増加

体循環

直接ビリルビンはつくれるが,
胆管に運ぶ力が弱まる.
→直接ビリルビンが血中に
流出し, 皮膚や目に運ばれる

尿中 Bil ↑

尿中ウロビ
リノゲン ↑

間接 Bil

亢進	➡
正常	➡
減少	┈➤

肝臓で直接ビリルビンはつくれているけど,
それがうまく腸肝循環できずに,
全身に流れてしまうんだ.

そうなの. 黄疸は, 目や肌の色が
茶褐色や黄色っぽくなるのが特徴なんだけど,
実はこの色は, ビリルビンの色なのよ.

そういうことなんだ！

ちなみに, 黄疸は, 肝機能の低下以外にもさまざまな原因で
起こるの. 医師にくわしく教えていただきましょう.

••• lecture

さまざまな黄疸

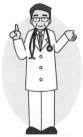

消化器外科の先生

黄疸は，ビリルビン代謝の経路に何らかの障害が起こることで生じます．原因は，主に「ヘモグロビン分解の過剰」「肝臓自体の障害」「胆管の閉塞」の3つに分けられます．分類ごとに特徴と原因となる病態について説明していきます．

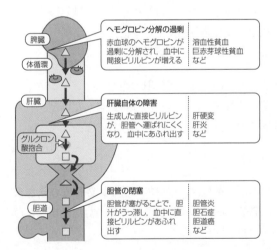

ヘモグロビン分解の過剰
赤血球のヘモグロビンが過剰に分解され，血中に間接ビリルビンが増える | 溶血性貧血 巨赤芽球性貧血 など

肝臓自体の障害
生成した直接ビリルビンが，胆管へ運ばれにくくなり，血中にあふれ出す | 肝硬変 肝炎 など

胆管の閉塞
胆管が塞がることで，胆汁がうっ滞し，血中に直接ビリルビンがあふれ出す | 胆管炎 胆石症 胆道癌 など

脾臓
体循環
肝臓
グルクロン酸抱合
胆道

どこが傷害されるかによって，血中の直接ビリルビンと間接ビリルビンのどちらが増えるのかが変わってくるので，確認しておきましょう．

comment

生後2～3日の新生児でも黄疸をきたすことがあり，これを生理的黄疸といいます．ビリルビン産生の亢進や，グルクロン酸抱合能が未熟であることなどが原因として挙げられます．主に間接ビリルビンの増加により黄疸を生じますが，2週間程度で消失します．

 ビリルビンの代謝って，
いろいろな原因で障害されてしまうんだね．
治療する手段はあるの？

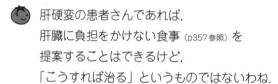 肝硬変の患者さんであれば，
肝臓に負担をかけない食事 (p357参照) を
提案することはできるけど，
「こうすれば治る」というものではないわね．

 そうなんだ……．

 まずは黄疸を生じるメカニズムをおさえておいてね．

 了解！

肝臓と止血

次に説明したいのは，血液凝固因子についてね．
肝臓がつくるこの血液凝固因子があることで，
止血しやすくなるの．まずは流れをみていきましょう．

▼ 止血の流れ（一次止血と二次止血）

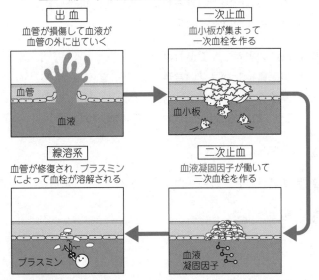

| 出 血 | 一次止血 |
| 血管が損傷して血液が
血管の外に出ていく | 血小板が集まって
一次血栓を作る |

血管
血液
血小板

| 線溶系 | 二次止血 |
| 血管が修復され，プラスミン
によって血栓が溶解される | 血液凝固因子が働いて
二次血栓を作る |

プラスミン
血液
凝固因子

なるほど！ 止血って2段階で行われているんだ！
一次止血では血小板が集まって止血して，
二次止血で血液凝固因子が関わるんだね．
その後，血栓が溶解されるんだ．

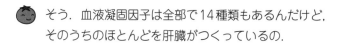 そう．血液凝固因子は全部で14種類もあるんだけど，
そのうちのほとんどを肝臓がつくっているの．

| comment |

二次止血に関与する血液凝固因子には，Ⅰ～ⅩⅢまでの番号が割り振られており，その他にも2つの因子が認められています（Ⅵ番は欠番）．

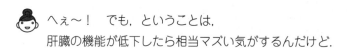 へぇ～！ でも，ということは，
肝臓の機能が低下したら相当マズい気がするんだけど．

その通りよ．肝機能の低下によって
血液凝固因子が十分つくれなくなると，
出血が止まらなくなる可能性があるわ．
しかも，出血は**脳**や**消化管**で起こる可能性もあるの．

▼ **出血傾向**

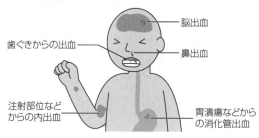

- 脳出血
- 歯ぐきからの出血
- 鼻出血
- 注射部位などからの内出血
- 胃潰瘍などからの消化管出血

 これは大変だ……．なんとかできないの？

Chapter
9

肝硬変

出血傾向を改善するために有効なのが，
ビタミンKを多く含む食材の摂取なの．
ビタミンKは，血液凝固因子のうち，
Ⅱ（プロトロンビン），Ⅶ，Ⅸ，Ⅹの合成に
不可欠な栄養素なのよ．

▼ 血液凝固因子とビタミンK

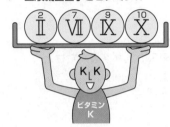

ビタミンKがないと
合成できない血液凝固因子
Ⅱ, Ⅶ, Ⅸ, Ⅹを
「ビタミンK依存性凝固因子」というの

良いゴロ合わせ考えちゃった

📝 国試ひとくちメモ

プロトロンビン時間：血液凝固因子のプロトロンビンが凝固する時間（プロトロンビン時間）の測定と，さらに別の物質の凝固時間の測定を組み合わせて，欠乏する凝固因子を特定することが可能です．肝硬変では，肝機能低下により血液凝固因子が欠乏し，プロトロンビン時間が延長されます．（17031-4）

II，IX，VII，X…ニクナットウね！
「肉，納豆」で覚えるわ！

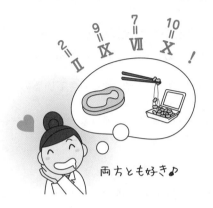

両方とも好き♪

 ……確かに納豆にはビタミンKが多く含まれているけどね．
肝硬変の患者さんの食事については，
後で詳しく説明するわ（p358参照）．

静脈瘤は本当に危険

肝硬変で気をつけたい症状をいろいろみてきたけど，
次は一番やっかいといえる，静脈瘤について説明するわ.

文字だけみると，静脈に瘤ができているの？

そう．静脈の血管がうっ滞して
パンパンに膨れている状態なのよ.

「うっ滞」って，門脈圧亢進の
ところでもでてきたわよね (p329参照).

ええ．門脈圧の亢進は，静脈瘤の原因にもなるの.
肝臓と門脈の位置を確認しておきましょう.

▼　肝臓と門脈

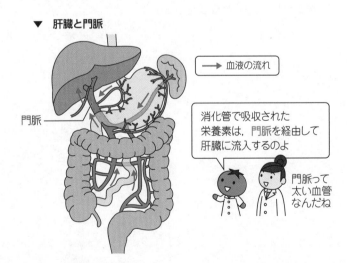

→ 血液の流れ

門脈

消化管で吸収された
栄養素は，門脈を経由して
肝臓に流入するのよ

門脈って
太い血管
なんだね

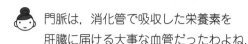

門脈は，消化管で吸収した栄養素を
肝臓に届ける大事な血管だったわよね.

そうね．ただし，肝硬変で門脈圧が
亢進してしまうと，本来通らない血管に
血液が過剰に流入して，静脈瘤ができてしまうのよ.

▼　迂回ルートを原因とする静脈瘤の発生

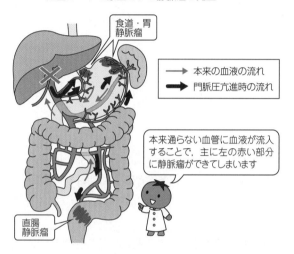

食道・胃
静脈瘤

→ 本来の血液の流れ
➡ 門脈圧亢進時の流れ

本来通らない血管に血液が流入
することで，主に左の赤い部分
に静脈瘤ができてしまいます

直腸
静脈瘤

迂回ルートができるだけじゃなくて，
静脈瘤までできてしまう可能性があるんだ.

そうなの．静脈瘤は，静脈が
拡張・怒張している状態なんだけど，
腹部に血管徴候がみられるようになるわ．
表面に浮かび上がった血管の様子が
メデューサ（ギリシャ神話に登場する怪物）の頭に
似ていることから「メデューサの頭」とも呼ばれるの．

▼　メデューサの頭

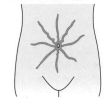

名前からして怖いわ…．

それに，静脈瘤が破裂してしまうと，**吐血**や**下血**，
ショック状態が起こって**致命的となる**可能性があるの．

そ，そんな……．

でも，最近では静脈瘤が出血する前に検査などでチェックして，
内視鏡やカテーテル治療，外科手術を行うのが一般的だから，
以前に比べて静脈瘤破裂で亡くなるケースは
減っているわ．

それならちょっと安心だけど……．
静脈瘤には特に注意が必要だね．

そうね. 肝硬変は, 気をつけなければいけない症状が
たくさん現れるのが特徴なのよ.
いったん, ここまでで説明した肝硬変の
症状についてまとめておきましょうか.

▼ ここまでで説明した肝硬変の症状

腹 水	門脈圧の亢進と, 血漿膠質浸透圧の低下などを原因として起こる. 肝機能低下により肝臓付近で血流がうっ滞すると, 水分が漏れ出て腹水となりやすい.
黄 疸	ビリルビン代謝の異常により起こる. 肝硬変では, 直接ビリルビンの運搬が障害されることや, 胆管閉塞が原因で起こる.
出血傾向	肝臓でつくられる血液凝固因子の欠乏と門脈圧亢進を原因として起こる.
静脈瘤	肝機能低下により側副血行路に血液が流入し, 食道や胃, 直腸に静脈瘤を生じる.

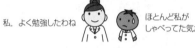

私, よく勉強したわね　　　　ほとんど私がしゃべってた気が…

 なかなか大変だったけれど, 全体像がつかめた気がするわ.
それにしても重要な臓器だけあって, 肝臓が悪くなると
身体がぼろぼろになっちゃうのね.

 そうね. だからこそ, 肝硬変や肝不全に至る前に
しっかり治療するのが大事だということを覚えておいてね.
あと, 肝硬変や肝不全の患者さんで重要な症状として,
肝性脳症があるんだけれど, 併せておさえておいてほしいわ.

 肝性脳症?
肝臓の疾患なのに脳が関係するの?

 そうよ. 実際の患者さんの事例を元に勉強していきましょう.

Chapter
9
肝硬変

肝性脳症に注意しよう

 さあ，先日入院されたDさんのプロフィールと
検査値をみていきましょう．

Profile

Dさん

67歳　男性

身長168cm，体重65kg．
BMI 23.0kg/m².
年金暮らしで，お酒と競馬が趣味．
もともとアルコール性肝障害を指摘されており，1年前に非代償性肝硬変と診断される．
浮腫，腹水，黄疸，羽ばたき振戦がみられ，治療のため入院．分岐鎖アミノ酸製剤を服用し始めた．

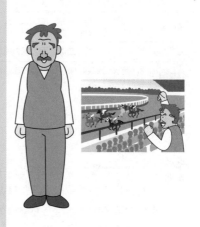

▼ Dさんの検査結果

19128-1,2

指標	基準範囲	検査値
AST	13～30U/L	88 U/L
ALT	男性：10～42U/L 女性：7～23U/L	76 U/L
赤血球（RBC）	男性：4.35～5.55 $(10^6/\mu L)$ 女性：3.86～4.92 $(10^6/\mu L)$	3.60 $(10^6/\mu L)$
血小板（Plt）	158～348 $(10^3/\mu L)$	120 $(10^3/\mu L)$
アルブミン	4.1～5.1g/dL	2.9g/dL
総コレステロール	142～248mg/dL	140mg/dL
アンモニア（NH_3）	40～80 μg/dL	132 μg/dL
総ビリルビン	0.4～1.5mg/dL	2.5mg/dL
プロトロンビン活性値	70～130%	60%
フィッシャー比	2.2～4.4	1.2

①AST／ALTより，肝臓が傷害を受けていることが推定される
②赤血球／血小板より，脾臓の機能が亢進し，汎血球が減少していると示唆される
③アルブミンより，低アルブミン血症を呈し，低栄養が示唆される
④総コレステロールより，コレステロール合成が低下していると示唆される
⑤アンモニアより，肝性脳症であることが示唆される
⑥総ビリルビンより，黄疸であることが示唆される
⑦プロトロンビン活性値より，血液凝固能が低下していることが示唆される
⑧フィッシャー比より，アミノ酸インバランス（不均衡）であることが示唆される

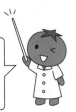

プロトロンビン活性値（％）は，肝性脳症・腹水の有無
や血清アルブミン値とともに，肝硬変の重症度の評価に
用います．これはChild-Pugh分類といい，代償性・非代
償性いずれにおいても，治療の選択や予後（生存期間）を
推測するのに最も有用とされています

Chapter
9
肝硬変

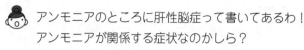 アンモニアのところに肝性脳症って書いてあるわ！
アンモニアが関係する症状なのかしら？
トマト，教えてくれる？

もちろん．肝性脳症は**非代償性肝硬変**の症状の1つね．
アンモニアが肝臓で解毒されずに血中で増加することで，
脳のはたらきに影響を与えてしまうの．
意識障害や**異常行動，羽ばたき振戦**などの症状がみられるわ．

▼ **肝性脳症でみられる主な症状**

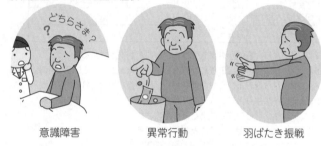

意識障害　　　　　　　異常行動　　　　　　羽ばたき振戦

確かに，Ｄさんは血中のアンモニア濃度が
基準値よりも高かったし，
羽ばたき振戦がみられるとプロフィールにあったわ．

そうなの．発症する血中アンモニア濃度には
個人差があるけれど，**アンモニア**が，
血中に増えすぎることが主な原因と考えられているの．
ほかに，**便秘**なども発症に関係しているとみられるのよ．

comment

肝性脳症を発症する原因は単一ではなく，便秘やたんぱく質の過剰摂取，
脱水，下痢，嘔吐，消化管出血なども発症に関連すると考えられています．

アンモニアが血中に増えるだけで，
こんなにいろいろな症状が現れるの？

そう．以前にも少し説明したけど（1巻5章参照），
アンモニアは**たんぱく質**を分解してできる物質なの．
毒性があるから，肝臓の尿素回路で分解して，
尿素として排泄したい物質なのよ．

▼ **尿素回路**

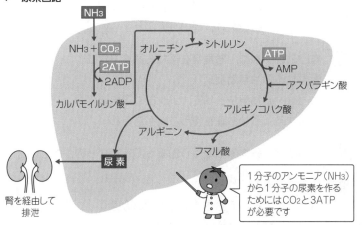

腎を経由して
排泄

1分子のアンモニア（NH₃）
から1分子の尿素を作る
ためにはCO₂と3ATP
が必要です

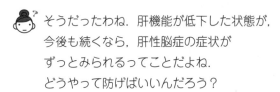 そうだったわね．肝機能が低下した状態が，
今後も続くなら，肝性脳症の症状が
ずっとみられるってことだよね．
どうやって防げばいいんだろう？

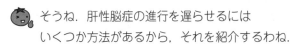 そうね．肝性脳症の進行を遅らせるには
いくつか方法があるから，それを紹介するわね．

肝性脳症の治療法

さて、肝性脳症は、症状の進行具合によって
さまざまな治療方法があるけれど、
アンモニアの産生を抑えることが基本よ。

アンモニアの産生を抑える、か…．
アンモニアは**たんぱく質**の代謝産物だから、
たんぱく質を控えればいいってこと？

あら、鋭いわね．お食事を**低たんぱく質食**に
変更するのは有効よ．
あとは、薬物療法として、アンモニアの産生を
抑制するようなお薬を使うこともあるわ．

なるほど．薬物療法で使うお薬ってどんなものがあるの？

いろいろあるけれど、
管理栄養士としておさえておきたいのは
合成二糖類と**分岐鎖アミノ酸製剤**ね．

あれ、糖とアミノ酸ってことは栄養素なの？

そうよ．栄養素がどのようにして
アンモニアの産生を抑制するのか、一緒にみていきましょう．
最初は合成二糖類から説明するわね．
合成二糖類はその名の通り、人工的につくられた二糖類で、
たとえば**ラクツロース**があるわ．

▼　合成二糖類の例（ラクツロース）

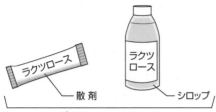

ガラクトース＋フルクトース

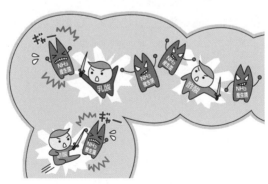

ガラクトースとフルクトースでできた二糖類か….
どうもすごさがよく分からないんだけど,
合成二糖類は, 何がポイントなの？

大腸に届くことがポイントなの.
乳酸や酢酸を生成することで,
アルカリ性のアンモニアの産生が抑制されるの.

酸が増加することで, 大腸内の pH が低下し,
NH3 を産生する菌の活動が抑制されます

なるほど．ラクツロースは，
アンモニアをつくる菌をやっつける有効な酸を生成するんだ．

そういうことよ．
あと，便秘などで便が腸内に留まる時間が長くなることも，
血中アンモニアを上昇させて肝性脳症の原因になるの．
合成二糖類には便秘を解消する作用があるから，
その点でも肝性脳症の予防に有効だといえるわね．

ふむふむ．よく分かったわ！

次は，分岐鎖アミノ酸製剤について説明していくわね．

そういえば，Dさんは，
分岐鎖アミノ酸製剤という薬を処方されていたような…．
これって分岐鎖アミノ酸を補給するための薬ってこと？

そうよ．分岐鎖アミノ酸製剤について，
くわしくは管理栄養士さんに教えていただきましょう．

分岐鎖アミノ酸製剤

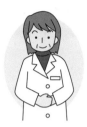

病棟の管理栄養士

分枝鎖アミノ酸製剤は，肝疾患によるたんぱく質栄養障害の改善と肝性脳症の症状を抑える目的で使用され，肝不全用経腸栄養剤と分枝鎖アミノ酸顆粒剤の2種類があります．主な違いを下の表で整理していきましょう．

Chapter **9** 肝硬変

	肝不全用経腸栄養剤	分岐鎖アミノ酸顆粒剤
構成成分	BCAAに加えて糖質，脂質，ビタミンなども含む	BCAA
対象	食事量が不十分で，肝性脳症を伴う肝不全患者	食事摂取量は十分なものの，低アルブミン血症を呈する非代償性肝硬変患者
効果	エネルギー・たんぱく低栄養状態を改善	低アルブミン血症の改善

臨床の現場では，多くの場合，患者の状態（食事摂取状況や病態）から総合的に，上の2つのどちらを投与するかを判断します．また，上記の2つは経口摂取ですが，症状によっては輸液からの投与も検討します．こういった場合は，静脈から点滴で摂取する分岐鎖アミノ酸製剤を使用します．

なるほど．でも，そもそも分岐鎖アミノ酸と肝性脳症，関係あるの？

関係あるのよ．
大事なところだから，順を追って説明するわ．
以前説明した通り，肝臓ではアミノ酸の合成を行っているの．
でも，肝硬変などで肝機能が低下すると，
合成できるアミノ酸の量が減ってしまうのよ．

そうだよね．合成できない分は，どうやって補うんだろう？

主に**肝臓**と**筋肉**がアミノ酸を供給するから，
不足分のアミノ酸を**筋肉**が補おうとするの．
このとき，筋肉が代謝できるアミノ酸が分岐鎖アミノ酸だから，
筋肉から分岐鎖アミノ酸が供給されるようになるの．

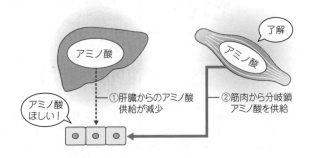

そういうことができるんだ！
あれ，でも筋肉からずっと供給し続けることってできるの？

そこが問題なのよ．さっきも言ったけれど，
分岐鎖アミノ酸は，本来筋肉で使われるたんぱく質だから，
不足すれば**筋肉量の低下**につながるわ．
肝硬変非代償期では分岐鎖アミノ酸が
減少しやすいから，注意が必要なの．

だからDさんには
分岐鎖アミノ酸製剤が出されていたんだね．

そう思うわ．分岐鎖アミノ酸製剤を投与することで，
たんぱく質不足を補うとともに，
肝性脳症を抑える狙いがあるの．
ちなみに，分岐鎖アミノ酸には
バリン，ロイシン，イソロイシンの3つがあるのよ．
BCAAという略称を聞いたことがあるかもしれないわね．

▼ **分岐鎖アミノ酸の構造**

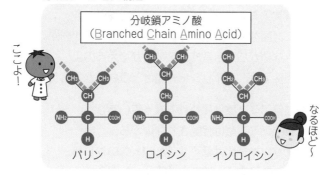

ここよ！

本当に構造が枝分かれしているんだ．

おもしろいでしょ. あと, 肝硬変の患者さんの血液検査の
値では, フィッシャー比という, 分岐鎖アミノ酸と
芳香族アミノ酸の比率に注目するわ.

▼ フィッシャー比の求め方

$$\text{フィッシャー比} = \frac{\text{分岐鎖アミノ酸 (BCAA)}}{\text{芳香族アミノ酸 (AAA)}}$$

| comment ◀

フィッシャー比よりも測定が簡便な指標として, 総分岐鎖アミノ酸／チ
ロシンモル比 (BTR) があります. 実際には, BTRが測定されることが
増えてきています.
※BTR＝分岐鎖アミノ酸 (BCAA) ／芳香族アミノ酸 (AAA) のうちチ
ロシンのモル比

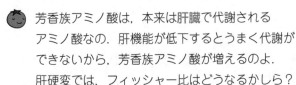 芳香族アミノ酸?

芳香族アミノ酸は, 本来は肝臓で代謝される
アミノ酸なの. 肝機能が低下するとうまく代謝が
できないから, 芳香族アミノ酸が増えるのよ.
肝硬変では, フィッシャー比はどうなるかしら?

分岐鎖アミノ酸は使われて減っているし,
芳香族アミノ酸は代謝されないから,
フィッシャー比は低下するんじゃないかしら.
Dさんの検査値も基準より低かったような….

正解！　このフィッシャー比を是正するためにも，
分岐鎖アミノ酸の投与は大事なのよ．次は，
Dさんの食事について一緒にみていきましょう．

16181-5,19128-3

| comment |

芳香族アミノ酸とは，側鎖にベンゼン環などの芳香環をもつアミノ酸の
ことで，フェニルアラニン，チロシン，トリプトファンがあります．こ
のうち，トリプトファンは肝臓で代謝されないことから，フィッシャー
比の算出に用いられるのは，フェニルアラニンとチロシンのみです．

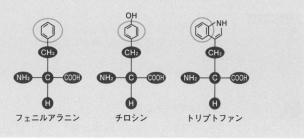

フェニルアラニン　　　チロシン　　　トリプトファン

肝硬変の食事療法

 で，Dさんの食事ね．

 まずは，簡単にDさんの状態をおさらいしましょう．
そのあとに，食事療法のポイントを説明していくわね．

▼ Dさんのアセスメント結果（抜粋）

- BMI 23.0kg/m² より，肥満はみられない
- 血中アルブミン値より，低アルブミン血症を呈し，低栄養が示唆される
- 血中アンモニアより，高アンモニア血症を呈し，肝性脳症であることが示唆される
- フィッシャー比より，アミノ酸インバランス（不均衡）であることが示唆される

 分かったわ！よろしくお願いします！

| comment |

「肝硬変の診療ガイドライン2020」では，肝硬変の患者に対する栄養療法について説明しています．

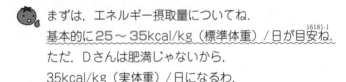 まずは，エネルギー摂取量についてね．
基本的に25〜35kcal/kg（標準体重）/日が目安ね．₁₆₁₈₁₋₁
ただ，Dさんは肥満じゃないから，
35kcal/kg（実体重）/日になるわ．

そうなると，Dさんの体重は実体重が65kgだから…
65 × 35 ＝ 2,275kcalになるわね．

> 「日本人の食事摂取基準」2020年版では，65〜74歳男性（身体活動レベルⅠ）の推定エネルギー必要量は2,050kcal/日なんだ

「食事摂取基準」で決められた値に比べると
エネルギーは高めなんだね．
やっぱり，低栄養がみられるからなの？

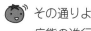 その通りよ．肝硬変の患者さんで低栄養になると，
病態の進行や肝臓の予備能に影響があるといわれているの．

 栄養状態を改善することは大切なんだね．

 そうね．この調子で次はたんぱく質をみていきましょう．
<u>肝性脳症などのたんぱく不耐症が懸念される場合は，
分岐鎖アミノ酸を多く含む肝不全用の経腸栄養剤の分の
たんぱく質量を考慮して，食事からは0.5～0.7g/kg/日程
度に制限するわ．</u>

16181-2

 経腸栄養剤の摂取が必要だから仕方ないけど，
かなり厳しい制限になるんだ．

Chapter

9

肝
硬
変

| comment |

肝性脳症などのたんぱく不耐症がみられない場合は，分岐鎖アミノ酸製
剤由来のたんぱく質摂取量を含めて1.0～1.5g/kg/日を目安とします．

 そう．ただ，たんぱく質以外の栄養素については，
脂質は制限なしといえるし……．

▼ 脂肪エネルギー比率の比較

16181-3

肝硬変の患者さん※	日本人の食事摂取基準2020年版（目標値）※
20～25％エネルギー	20～30％エネルギー

※「肝発癌抑制を視野に入れた肝硬変の栄養療法のガイドライン」より

ほかに気をつけたいのは**食塩**ね.
<u>腹水や浮腫がある患者さんであれば食欲を
損なわない程度（5〜7g／日）にしていただきましょう.</u>
あとは，ビタミン，食物繊維などの栄養素を
十分摂っていただければOKよ.

肝炎の患者さんは鉄に注意が必要だったけど，
肝硬変の患者さんも注意したほうが良い？

そうね.摂りすぎないように注意はしていただきたいわ.
特にサプリメントは，意図せず多量の鉄を
摂取してしまうことが懸念されるから，注意してね.

了解.ここまで学んだことをまとめておくと…….

▼　肝硬変の食事

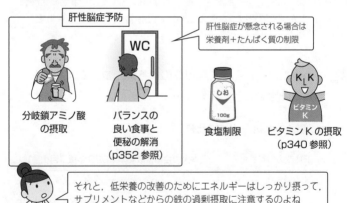

肝性脳症予防

肝性脳症が懸念される場合は
栄養剤＋たんぱく質の制限

分岐鎖アミノ酸
の摂取

バランスの
良い食事と
便秘の解消
（p352 参照）

食塩制限

ビタミン K の摂取
（p340 参照）

それと，低栄養の改善のためにエネルギーはしっかり摂って，
サプリメントなどからの鉄の過剰摂取に注意するのよね

ビタミンKのことも学んだわね.
忘れそうだから復習しておこう.

それと最後にもう1つ，今後のために
夜食についてもおさえておきましょう.

夜食？　どうして？

たとえば，夜7時にごはんを食べて，
次の日の朝7時に朝ごはんを食べるとしましょう.
食事の間隔をどう思う？

12時間空いているわね．そんなに問題かしら？

健康な人は，空腹時に肝臓の**グリコーゲン**を分解して，
血中の糖（血糖）を一定に維持しているから大丈夫なの.
ただ，肝硬変の患者さんでは肝臓が萎縮しているから，
グリコーゲンの貯蔵量が減っているのよ.

ということは，血糖の量を
維持できないかもしれないということ？

そう．朝方に**低血糖**になってしまう可能性があるわ.
だから夜食（LES）を摂っていただいて，
血糖を増やすのよ.

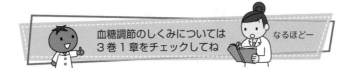

血糖調節のしくみについては
3巻1章をチェックしてね

なるほどー

LES : late evening snack

> **国試ひとくちメモ**
>
> **非代償性肝硬変と呼吸商**：非代償性肝硬変では，早朝の空腹時など絶食期間が長いと，呼吸商が低下することが分かっています．グリコーゲン貯蔵量が少ないことを補うために，脂質をエネルギー源として使用するようになります．(19128-5)

なるほどなぁ．どの程度の
エネルギーを摂取していただくべきかしら？

消化が良くてエネルギーになりやすいものを中心に，
200kcal程度のものが良いわね．

じゃあ，おにぎりとかはどう？
糖質が多いから，エネルギーになりやすいと思うわ．

良いと思うわ．
おにぎりのほかにも，サンドイッチやバナナのような，
手軽なものでOKよ．

▼ **夜食の例**

16182-3

バナナ

おにぎり

サンドイッチ

comment

夜食には，手軽にエネルギーやBCAAを補充できる肝不全用経腸栄養剤を用いるのも効果的です．おにぎりと組み合わせていただくと効果的です．

Dさん，ちょっとうらやましい……．

勘違いしないで.
夜食を摂ってもらっても,
1日に必要なエネルギー量は変化しないのよ.

そうか. 大体200 kcalを夜食として摂るから,
朝昼晩の食事からの摂取エネルギー量を
その分減らす必要があるんだね.

そういうこと. 標準体重を維持できるように,
うまく食生活を管理していただきましょう.

了解. 明日の栄養相談でも, 勉強させてもらいます!

Check it out!

覚えられましたか？

この章の重要事項を赤シートで隠してチェック！

☐ 肝硬変の症状には，血漿浸透圧の低下，門脈圧の亢進による浮腫・腹水，食道・胃静脈瘤，血中ビリルビンの増加による黄疸，血中アンモニアの増加による肝性脳症などがある．(p327)

☐ 肝性脳症では，アンモニアが血中で増えることが原因で意識障害が起こる．肝性脳症の発症・進行を防ぐために，たんぱく質摂取量の制限，ラクツロースの投与，分岐鎖アミノ酸の摂取などの方法がある．(p348～350)

☐ 肝臓の機能が低下すると，芳香族アミノ酸は代謝が低下して血中濃度が上昇する．一方で，筋肉などで代謝される分岐鎖アミノ酸の消費量が増えて血中濃度が減少する．そのため，2つのアミノ酸の比であるフィッシャー比が低下する．フィッシャー比の是正のため，分岐鎖アミノ酸の摂取が重要になる．(p354～357)

☐ 肝性脳症が疑われる場合は，肝不全用経腸栄養剤を使用する．その際，食事から摂取するたんぱく質は，0.5～0.7g/kg/日程度に制限する．一方で肝性脳症が疑われない場合は，食事から摂取するたんぱく質は1.0～1.5g/kg/日程度にする．(p359)

☐ 肝硬変では，肝臓でのグリコーゲンの貯蔵量が減っているため，長時間の絶食時に低血糖がおきやすい．予防のため200kcal程度で糖質主体の消化が良い夜食（LES）を摂る．(p361～362)

国試にチャレンジ

この章を読むと解けるようになる国試問題が別冊に収録されています．章の内容が理解できているか，チェックしてみましょう！

別冊 p.18 へ

QB・RBを活用しよう

この章と関連した問題集『クエスチョン・バンク』，参考書『レビューブック』のページを下記のQRコードで確認しましょう！

Chapter 10

呼吸のしくみ／COPD

COPD は，長期間の喫煙習慣が発症の原因と
なる肺の病気です．管理栄養士とのかかわり
が少ないと思うかもしれませんが，実は適切
な栄養療法はCOPDの治療において重要なポ
イントになります．

呼吸の仕組み

あら，スーハースーハーって何してるの？

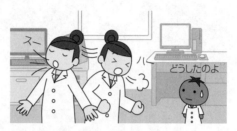

明日から呼吸器科の見学が始まるから
呼吸について確かめていたところよ！

そ，そうなのね.

ちゃんと勉強だってしてるのよ.
ねぇ，私さっきはじめて「呼吸」が吸気と呼気に分かれることを知ったの.

▼ 吸気と呼気

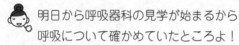

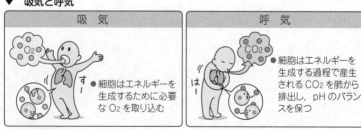

そうなの？ でも基礎から確認するのは大切なことよ.
ほかに気づいたことはあったかしら？

うん，あとちょっと意外だったのは
呼気にも吸気にも一番多く含まれている元素が
窒素（N_2）だったということね.

▼　吸気と呼気の組成

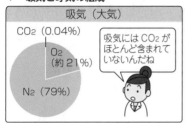

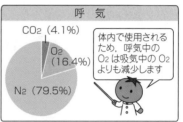

そうね. 大気に最も多く含まれている成分が
窒素だから，吸気にも呼気にも多いのよ.

うん. あと，吸気だけじゃなく，呼気にも結構
酸素（O_2）が含まれているのもちょっと意外だったわ.

吸気によって取り込んだ酸素をすべて使うわけでは
ないから，呼気にも酸素が一定の割合で含まれるのよ.
たとえば，人工呼吸は人の呼気を相手に
送り込むわよね？　呼気にも酸素が多く
含まれているからこそ，人工呼吸は有効なのよ.

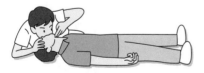

なるほどなぁ.

念のため肺の構造を確認しておきましょうか.

▼　肺の構造

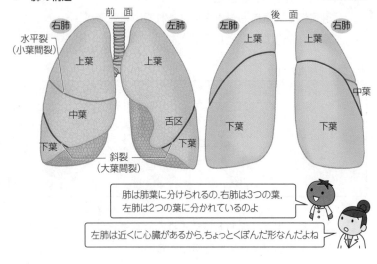

右肺　前面　左肺
水平裂（小葉間裂）
上葉
上葉
中葉
舌区
下葉
下葉
斜裂（大葉間裂）

左肺　後面　右肺
上葉
上葉
中葉
下葉
下葉

肺は肺葉に分けられるの．右肺は3つの葉，左肺は2つの葉に分かれているのよ

左肺は近くに心臓があるから，ちょっとくぼんだ形なんだよね

肺は左右で形が違うことはおさえておきたいわね．

はーい．それで，吸気では空気が口から気道を通って，肺の肺胞という小さな組織から取り込まれるのよね．

▼　吸気は肺胞で取り込まれる

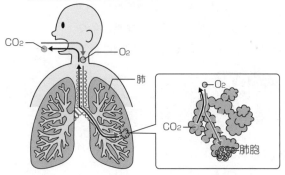

CO_2
O_2
肺
O_2
CO_2
肺胞

その通りよ．呼吸には外呼吸と内呼吸が
あるんだけど，肺胞で行われるのは外呼吸ね．

▼ 外呼吸と内呼吸

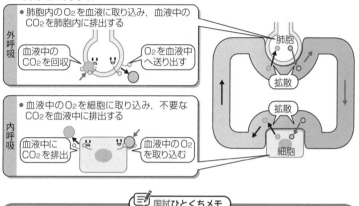

外呼吸
● 肺胞内の O_2 を血液に取り込み，血液中の CO_2 を肺胞内に排出する

血液中の CO_2 を回収

O_2 を血液中へ送り出す

肺胞

拡散

内呼吸
● 血液中の O_2 を細胞に取り込み，不要な CO_2 を血液中に排出する

血液中に CO_2 を排出

血液中の O_2 を取り込む

拡散

細胞

📝 国試ひとくちメモ

内呼吸は末梢組織で行われます．(18038-4)

 外呼吸では肺胞に届けられた O_2 を取り込んで，
血液中の CO_2 を排出するのよね．
21035-3
内呼吸では組織の細胞に O_2 を運んで，不要な CO_2 を
細胞から血液中に排出するんだ．

ちなみに，呼吸では O_2 や CO_2 の拡散が重要になるの．
気体の分圧や拡散については高校までに
勉強していると思うけど，復習を兼ねて
呼吸器科の先生に詳しく教えていただきましょう．

💬 lecture

分圧と拡散

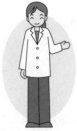

呼吸器内科医

　人間の身体は，呼吸により血液中の二酸化炭素を排出し，酸素を取り入れています．このしくみを理解するために，分圧と拡散についての知識をおさえておきましょう．

　まず，分圧とは，複数の成分を含む混合の気体のうち，特定の気体によって生じる圧力のことです．気体の濃度を表すときに用いられ，液体に溶けている気体の濃度も分圧で示されます．具体的には，酸素により生じる分圧を酸素分圧，二酸化炭素によるものを二酸化炭素分圧といいます．

　次に，拡散とは，濃度（ガスの場合は分圧）に違いのある分子が，濃度（分圧）が高い方から低い方へ，差がなくなるまで移動する現象を指します．たとえば，二酸化炭素は酸素よりも約20倍も拡散しやすいため，わずかな分圧の差ですぐに拡散が可能です．

　呼吸によるガス交換では，この分圧と拡散の特徴を活かして，次の①と②を繰り返しています．

　①外呼吸の際，肺には二酸化炭素を多く含み，酸素はあまり含まない静脈血があるので，拡散により二酸化炭素を体外に排出し，酸素を血中に取り込み動脈血となります．なお，このとき酸素の大部分はヘモグロビン（Hb）と結合して運ばれます．

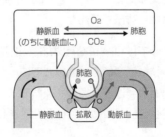

②一方，内呼吸では組織の細胞に酸素が少なく，二酸化炭素が少し多い状態なので，拡散により動脈血から細胞に酸素が渡り，二酸化炭素は逆に細胞から血中に移動し，静脈血となります．なお，このとき二酸化炭素はHCO_3^-（重炭酸イオン）に変換されて血中を進みますが，肺胞付近では，赤血球で二酸化炭素に変換されます．

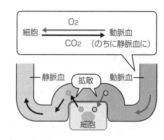

　①で重要な役割を果たすヘモグロビンについて，もう少し説明を加えます．ヘモグロビンは，赤血球の約9割を占める物質で，肺胞で酸素を受け取り，その酸素を細胞に届ける役割があります．酸素分圧が高いところでは酸素とヘモグロビンがしっかり結合して放出しにくいのですが，逆に二酸化炭素分圧が高いところでは多くの酸素を放出する特徴があります．そのため，肺胞から遠くにある組織（＝酸素分圧が低い）にも酸素を届けることができるのです．
　ちなみに，高地などの低圧環境では，空気中の酸素分圧が低下しています．いわゆる「空気が薄い」状態です．そのため，肺での酸素の取り込みが減少し，動脈血の酸素分圧も低下します．身体はこの低酸素状態に順応しようと，より効率的に肺で酸素を取り込み，組織へ行き渡らせようとします．その結果，血中のヘモグロビン濃度や赤血球数などが増加します．

なるほど．呼吸では
分圧の違いを利用した拡散が起こるから，
O_2とCO_2の入れ替えがスムーズにできるんだね.

その通り．呼吸による
O_2とCO_2の動きを確認しておきましょう.

▼ 肺胞でのガス交換

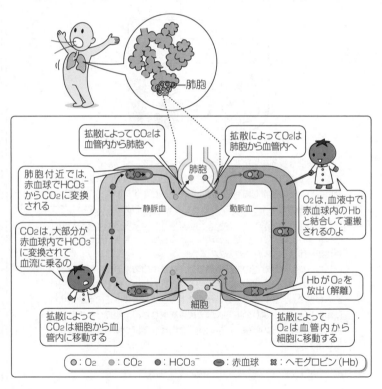

拡散によってCO_2は
血管内から肺胞へ

拡散によってO_2は
肺胞から血管内へ

肺胞付近では，
赤血球でHCO_3^-
からCO_2に変換
される

肺胞

静脈血

動脈血

O_2は，血液中で
赤血球内のHb
と結合して運搬
されるのよ

CO_2は，大部分が
赤血球内でHCO_3^-
に変換されて
血流に乗るの

HbがO_2を
放出（解離）

拡散によって
CO_2は細胞から血
管内に移動する

細胞

拡散によって
O_2は血管内から
細胞に移動する

○：O_2　●：CO_2　●：HCO_3^-　●：赤血球　◙：ヘモグロビン（Hb）

comment

1回の吸気ですべての空気が細胞に行き渡るわけではありません. 空気の一部は鼻腔や口腔, 気管などにとどまります. 1回の換気によってガス交換を行わないこれらの部分は, 死腔と呼ばれます.

 呼吸1つとっても, ダイナミックな動きだよね.

本当よね. ちなみに, 肺で取り込んだ酸素は,
肺静脈から心臓に入り, 全身の組織に運ばれるの.
その後, 全身から心臓を介して, 肺に到達するのよ.

▼ **血液循環と心臓**

21035-2

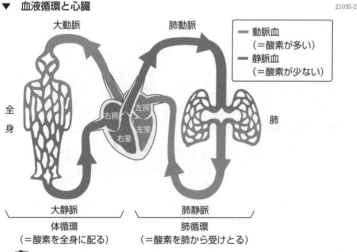

肺動脈には静脈血が流れ, 肺静脈には動脈血が流れている点に注意しましょう

（ふーっ……と呼吸する栄子.）
こうやって呼吸して取り込んだ酸素が手や足の
すみずみまで届けられているんだよね. すごいなぁ.

それじゃあ今度は, 呼吸をするときに
横隔膜などの筋肉がどう変化するかをみてみましょう.
前提として, 肺は**肺自体が動いているわけじゃないこと**
をおさえておきましょう.

確か, 横隔膜などの呼吸筋が動いて,
それに伴って**胸腔で肺を拡げる力**（胸腔内圧）が
変化して, 肺がふくらんだりしぼんだりするのよね.

▼ **呼吸運動に関わる要素**

肺を広げる力（外向きの力）
● 胸郭が広がることで胸腔内圧が低下して生じる力

肺がしぼむ力（内向きの力）
● 肺が元の大きさに戻ろうとする力（肺弾性収縮力）
● 胸郭が元の大きさに戻ろうとする力

胸腔
臓側胸膜
壁側胸膜
胸膜腔
肺
横隔膜

医療情報科学研究所 編：看護がみえるvol.3 フィジカルアセスメント. 第1版, メディックメディア, 2019, p.107

その通りよ. 胸腔内は常に**陰圧**になっていて,
外向きの力がはたらいているの. 吸気の際には,
まず**横隔膜が収縮**して胸腔の体積が増大するのね.
そうすると**胸腔内圧**が低下して
肺を広げる力も増大して, 肺がふくらむのよ.

▼ 吸気の流れ

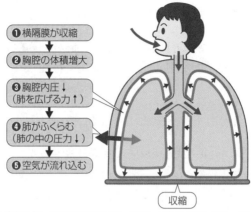

❶ 横隔膜が収縮
↓
❷ 胸腔の体積増大
↓
❸ 胸腔内圧↓
（肺を広げる力↑）
↓
❹ 肺がふくらむ
（肺の中の圧力↓）
↓
❺ 空気が流れ込む

収縮

医療情報科学研究所 編：看護がみえるvol.3 フィジカルアセスメント．第1版，メディックメディア，2019，p.107

 ふむふむ．

 次に，呼気時には，横隔膜が弛緩して
胸腔の体積が縮小するの．胸腔内圧が上昇して
肺を広げる力が小さくなると，肺がしぼむのよ．

▼ 呼気の流れ

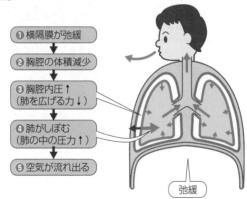

❶ 横隔膜が弛緩
↓
❷ 胸腔の体積減少
↓
❸ 胸腔内圧↑
（肺を広げる力↓）
↓
❹ 肺がしぼむ
（肺の中の圧力↑）
↓
❺ 空気が流れ出る

弛緩

医療情報科学研究所 編：看護がみえるvol.3 フィジカルアセスメント．第1版，メディックメディア，2019，p.107

横隔膜が収縮したり弛緩したりすることが,
スムーズな呼吸のためには大事なんだね.

そうなの. それじゃあ最後に, 呼吸を調節している
神経についても少し説明しておくわね.

意識したことなかったけど,
呼吸も神経が調節してくれているんだ.

ええ. 呼吸活動の中心である**呼吸中枢**は,
脳の**延髄**というところにあるの. この呼吸中枢が,
呼吸の基本的なリズムを生み出しているのよ.

▼ **呼吸中枢は延髄にある**

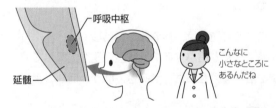

呼吸中枢

延髄

こんなに
小さなところに
あるんだね

呼吸はいくつかのパターン(p378のコメント参照)で
調節されているんだけど, ここでは特に化学的調節につ
いて説明するわね

ふむふむ.

ここでは動脈血中の血液ガス（二酸化炭素分圧，酸素分圧，pH）のバランスが変化したときにはたらく２つの化学受容体について説明するわ．
まず，二酸化炭素分圧が上昇すると，延髄にある中枢化学受容野という器官が，呼吸中枢に指令を出すの．

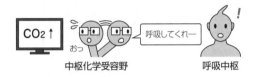

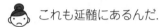

これも延髄にあるんだ．

そう．そして，酸素分圧が低下したときには，主に頸動脈小体（次ページ参照）の末梢化学受容体という器官から，やはり指令が出るの．

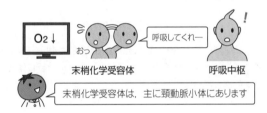

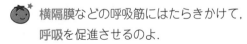

 呼吸中枢は指令を受けたらどうするの？

横隔膜などの呼吸筋にはたらきかけて，呼吸を促進させるのよ．

ということは，呼吸中枢も指令を出しているんだね．

そういうこと. ちょっとまとめておきましょう.

▼ 中枢化学受容野と末梢化学受容体

		存在する部位	主に感知する変化
中枢化学受容野		● 延髄腹側表層に存在	CO_2↑ (pH↓)
末梢化学受容体	頸動脈小体	● 総頸動脈が内頸動脈と外頸動脈に分岐する部分に存在	O_2↓↓
	大動脈小体*	● 大動脈弓に存在 *ヒトでの生理的役割は小さいと考えられている.	

呼吸中枢

● 中枢化学受容野は動脈血中のCO_2↑を直接感知するのではなく, 組織間液や髄液中に入ったCO_2により生じるH⁺の濃度上昇を感知していると考えられている.
● 末梢化学受容体はO_2だけでなくCO_2↑, pH↓も多少感知している.

comment

呼吸活動は, ここで説明した化学的調節のほか, 随意的な刺激(息を止める, 会話するなど)を調節する行動性調節と, 肺などの神経による神経性調節により調節されています.

 いやー, やっぱり覚えることいろいろあるなぁ.

 そうね. でも, ここまでおさえておけば, 呼吸器科の内容も理解しやすいんじゃないかしら. 頑張ってね.

 はーい! ありがとう!

酸素解離曲線

　Hbの酸素飽和度と酸素分圧の関係を示すグラフを酸素解離曲線といいます．Hbの酸素飽和度はHbに何%のO_2が結合しているかを表す指標で，周囲のO_2分圧によって決まります．正常な場合の酸素飽和度は，動脈血では97.5%，静脈血では75%です．

▼　**酸素解離曲線**

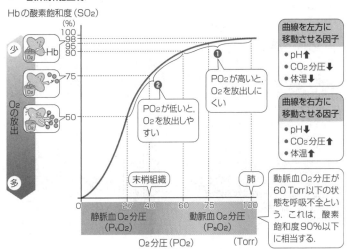

医療情報科学研究所 編：薬がみえるvol.3．第1版，メディックメディア，2016，p.101

▼　**酸素分圧とヘモグロビンの酸素飽和度**

酸素分圧	酸素飽和度	酸素
低下	低下	放出しやすい
上昇	上昇	結合しやすい

　酸素解離曲線は呼吸状態の評価に用います．動脈血ガス分析やパルスオキシメーターで測定した酸素分圧，酸素飽和度の値を酸素解離曲線に当てはめ，酸素投与の必要性を判断します．

COPDとは

呼吸器科の見学，終わったよ～．
今日いらっしゃった患者さん，COPDという病気だったの．
COPDって，結構耳にすることが多いわよね．

Profile

Nさん
68歳 男性

身長168cm，体重53.7kg．
BMI19.0kg/m²．
40年以上1日1ケース（20本）
程度の喫煙を続けている．
以前から息が上がる自覚があっ
たが放置．
最近，孫と遊んでいるときに息が
続かず，せき，たんもみられたの
で受診したところ，COPDと診
断．呼吸リハビリ・教育目的に
て入院となった．

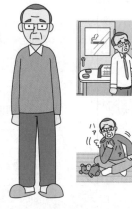

COPDは，日本語では慢性閉塞性肺疾患といって，
主に喫煙によって引き起こされる疾患なの．

な，長い名前…

Chronic　Obstructive　Pulmonary　Disease
‖　　　　　‖　　　　　‖　　　　‖
慢性　　　閉塞性　　　　肺　　　疾患

> **comment**
>
> COPDはタバコ煙を主とする有害物質を長期に吸入曝露することなどにより
> 生じる肺疾患です．喫煙がCOPDの最大の原因ですが，すべての喫煙者が
> COPDを発症するわけではないことと，非喫煙者も発症することがあることか
> ら，COPD発症に遺伝的要因や肺の低発育が関与しているといわれています．

本当はずいぶん長い名前の病気なんだね．

ええ．COPDはもともと「慢性気管支炎」と「肺気腫」の
２つに分かれた病気だったんだけど，
どちらの病気も原因と治療薬が同じだったことから，
今ではCOPDと総称することになったのよ．
Ｎさんは，どんな症状があるのかしら？

少し歩いただけで息が切れてしまうそうなの．
お孫さんと少し遊んだだけで息が切れてしまうから，
さすがにおかしいと思って受診されたそうよ．

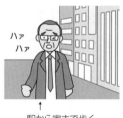

駅から家まで歩く
だけで息が切れる

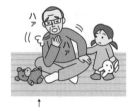

お孫さんと少し遊んだ
だけで息が切れる

労作時（体に負担がかかった時）の息切れや呼吸困難は，
COPDの患者さんに最もよくみられるのよ．

ふーん．でも，どうしてそんなに呼吸が
大変になってしまうのかしら？
やっぱりタバコが原因？

そうなの．喫煙などによってタバコに含まれる
有害物質が長期間肺に入ってくると，
気道に炎症が起きて，肺胞が破壊されるの．

そうなんだ……．
Nさんの場合，40年以上も喫煙歴があるし，
タバコの影響は大きかったんだろうなぁ．

そうね．Nさんの呼吸の状態を確認しておきましょう．

▼　COPDの患者さんの肺の動き（イメージ）

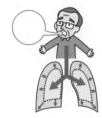

● 肺・胸郭は正常
に広がるため，
吸気は比較的ス
ムーズに行える

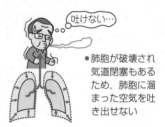

吐けない…

● 肺胞が破壊され
気道閉塞もある
ため，肺胞に溜
まった空気を吐
き出せない

あれっ，吸気はそれほどきつくなさそうね．
でも，呼気は大変そう．

呼吸運動を思い出してみて．
吸気時には肺が膨らんでいたわよね．
これに伴って気道も拡張するから，
息を吸うのに大きな問題はないの．

そっか！ 逆に，息を吐く時には肺が縮むんだったわよね．
縮んで狭くなった気道から息を吐くのは大変だと思うわ．
そういえば，Nさんがよく口をすぼめて
息を吐いていることがあるんだけど，
それもCOPDと関係があるの？

 ええ．それは**口すぼめ呼吸**といって，COPDの患者さんが
無意識に行っていることが多いの．
口をすぼめてゆっくりと息を吐くことで，気道内圧が高まって
気道が拡張されるから，**気道閉塞が緩和される**のよ．
呼吸リハビリテーションでも呼吸法の訓練として
行われているわ．

 へ〜．そういうことだったのね！

 ちなみに，COPDの患者さんは
気道閉塞を主な原因とする
「閉塞性換気障害」に分類されるんだけど，
もう1つ，肺や胸郭が広がりにくくて，
息が吸いにくいタイプの換気障害もあるの．
このタイプを「拘束性換気障害」というわ．
間質性肺炎などが有名ね．

▼ **間質性肺炎の患者さんの肺の動き（イメージ）**

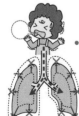
● 肺・胸郭が広がり
にくいため，吸
気がしづらい

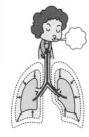
● 気道閉塞はない
ため，呼気はス
ムーズに行える

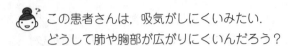 この患者さんは，吸気がしにくいみたい．
どうして肺や胸部が広がりにくいんだろう？

間質性肺炎は，肺胞の間質部分に
炎症が起きている状態なの．炎症が原因で
肺胞が線維化してしまって，硬くなっているから，
うまく肺をふくらませることができないのよ．

▼ 肺胞の間質部分

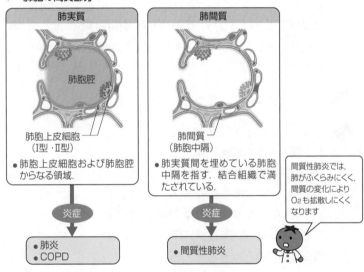

肺実質

肺胞腔

肺胞上皮細胞
（I型・II型）

● 肺胞上皮細胞および肺胞腔
からなる領域．

↓ 炎症

● 肺炎
● COPD

肺間質

肺間質
（肺胞中隔）

● 肺実質間を埋めている肺胞
中隔を指す．結合組織で満
たされている．

↓ 炎症

● 間質性肺炎

間質性肺炎では，
肺がふくらみにくく，
間質の変化により
O_2も拡散しにくく
なります

息がうまく吸えないなんて，つらそう……．

ええ．ただし，気道には問題がないから，
呼気はうまくできるのが特徴なの．

COPDの患者さんとは逆なんだね.

 そういうこと. 簡単にまとめておきましょう.

▼ 拘束性換気障害と閉塞性換気障害の比較

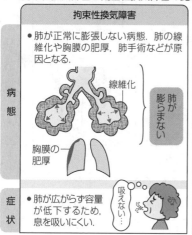

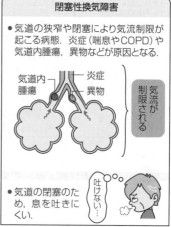

	拘束性換気障害	閉塞性換気障害
病態	● 肺が正常に膨張しない病態. 肺の線維化や胸膜の肥厚, 肺手術などが原因となる.	● 気道の狭窄や閉塞により気流制限が起こる病態. 炎症(喘息やCOPD)や気道内腫瘍, 異物などが原因となる.
症状	● 肺が広がらず容量が低下するため, 息を吸いにくい.	● 気道の閉塞のため, 息を吐きにくい.

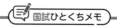

国試ひとくちメモ

肺コンプライアンス:肺の伸展性を示す指標として, 胸腔内圧変化に対する肺気量の変化を示すもの. 肺コンプライアンスが大きいほど, 肺がやわらかくよく膨らむ状態を示している. (18038-5)

 素朴な疑問なんだけど,
患者さんがCOPDかどうかって, どうやって診断するの?

おおまかには以下の流れで診断するわ.

▼ COPD診断の流れ

COPDの疑い	呼吸機能検査 （スパイロメトリ）	他疾患除外 のための検査	
●40歳以上 ●長期の喫煙歴 ●慢性の咳嗽, 　喀痰など	●完全には可逆的ではない 　気流制限 　→気管支拡張薬投与後に 　　1秒率（FEV₁%）＜ 　　　　　70%	●X線 ●心電図 ●血液・生化学検査	COPDの診断

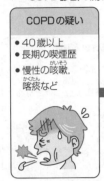 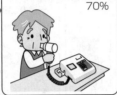 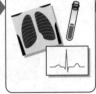

 呼吸機能検査では，患者さんにできるだけ息を
吸っていただいて，そこから最初の1秒間に思い切り
吐いた量（1秒量）を患者さんの肺活量（努力肺活量）
で割って，1秒率という数値を測定するのよ.

▼ 呼吸機能の測定

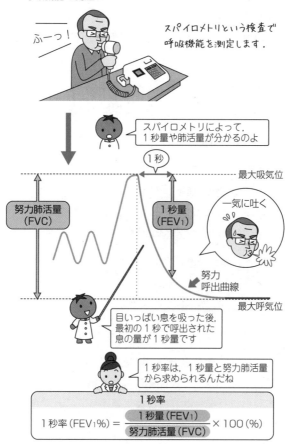

スパイロメトリという検査で
呼吸機能を測定します.

スパイロメトリによって,
1秒量や肺活量が分かるのよ

（1秒）

最大吸気位

努力肺活量
（FVC）

1秒量
（FEV₁）

一気に吐く

努力
呼出曲線

最大呼気位

目いっぱい息を吸った後,
最初の1秒で呼出された
息の量が1秒量です

1秒率は，1秒量と努力肺活量
から求められるんだね

1秒率

$$1秒率（FEV_1\%）= \frac{1秒量（FEV_1）}{努力肺活量（FVC）} \times 100（\%）$$

| comment |

肺活量は，最大吸気位から最大呼気位まで，ゆっくり呼出したときの呼出量です．一方，1秒量の測定で用いる努力肺活量は，最大吸気位から最大呼気位まで一気に呼出させたときの呼出量という違いがあります．

Chapter
10

呼吸のしくみ／COPD

最初の1秒間に吐いた息の量が1秒量なのね.
COPDの患者さんは, 息が吐きにくいはずだから,
1秒量は減少するはずだし, 1秒率も低下するはずだわ.

その通りね.
拘束性換気障害と閉塞性換気障害は,
1秒率と％肺活量をもとに以下の通り分類されるの.

▼ 換気障害の分類

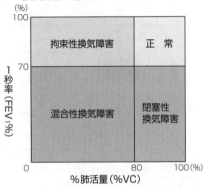

へ〜. ％肺活量が80％未満だと拘束性換気障害で,
1秒率が70％未満だと閉塞性換気障害,
両方みられる場合は混合性換気障害ってことで合ってる？

| comment |

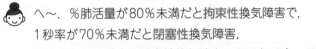

％肺活量は, 実測肺活量が予測肺活量（年齢や性別, 身長をもとに算出
された標準的な肺活量）の何％にあたるかを計算して求めます. 実測肺
活量÷予測肺活量×100（％）で計算します.

FVC : forced vital capacity（努力肺活量）
FEV₁ : forced expiratory volume in 1 second（1秒量）

そのとおりよ！ ちなみに，COPDは，気管支拡張薬を
吸入した後でもこの1秒率が70%未満の人で，
精密検査でほかの疾患が認められない場合に診断されるの．
さらに，対標準1秒量（%1秒量）をもとに
病期が分類されるの．

20035-5

▼ COPDの病期分類

病　期	気流制限の程度	特　徴	
		対標準1秒量*	1秒率
Ⅰ期	軽　度	80%以上	70%未満
Ⅱ期	中等度	50%以上80%未満	
Ⅲ期	高　度	30%以上50%未満	
Ⅳ期	きわめて高度	30%未満	

*年齢・体格・性別に基づいて算出される1秒量の
　予測値に対する実測値の比率

診断には1秒率を用います
が，病期分類は病気の進
行をより正確に反映するた
めに，対標準1秒量により
行います

(COPD（慢性閉塞性肺疾患）診断と治療のためのガイドライン2018 [第5版]（一般社団法人日本呼吸器学会）をもとに作成)

 Nさんの1秒率は62%で，対標準1秒量は72%だったの．
検査でほかの疾患であることが否定されたから，
COPDのⅡ期に分類されるのね．
COPDが治れば，呼吸も楽になるのかしら？

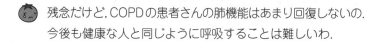 残念だけど，COPDの患者さんの肺機能はあまり回復しないの．
今後も健康な人と同じように呼吸することは難しいわ．

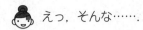 えっ，そんな…….

だから，禁煙と薬物療法，
呼吸リハビリテーションを組み合わせて，
呼吸しやすくするのが，治療の目標となるの.

▼ COPD治療の基本

20035-2

| 禁 煙 | 気管支拡張薬
（吸入） | 口すぼめ呼吸 | 運動療法 |

comment

重症のCOPD患者さん向けには，在宅酸素療法（HOT）を用いて酸素を供
給します.

肺胞を守ることと，呼吸を楽にすることを
目標にして治療するんだね.

そうね. それから，意外かもしれないけど**インフルエンザの
予防接種や肺炎球菌ワクチン**の接種も必要よ.

ワクチンの接種って，COPDとどんな関係があるの？

HOT：home oxygen therapy（在宅酸素療法）

COPDの患者さんは,
インフルエンザなどのウイルスや細菌に感染した際に
急速に症状が重くなることがあるから,
それぞれの感染の予防が重要なのよ.

そういうことなんだ.
でも,こうしてみると栄養療法はCOPDの治療にそれほど
重要ではないのかな?

ノンノン! 栄養療法ももちろん重要よ.だって…….

ちょっとタイム! 一気に言われても頭がパンクしちゃうわ.
これからNさんのご様子を確認してくるから,
その後で続きを聞かせて!

逃げ足が速いわね…….

COPDと栄養療法

 Nさんはどんなご様子だった?

 ちょうど呼吸リハビリテーションを
がんばっているところだったわ.

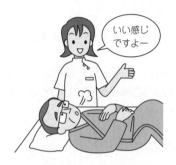

いい感じ
ですよー

横隔膜呼吸を練習中です

comment

呼吸リハビリテーションでは,口すぼめ呼吸や横隔膜呼吸など,呼吸法
の訓練を行います.ほかにも,たんを出しやすくする訓練や筋肉トレー
ニングも取り入れます.

 そうだったの.

うん．それにしても，COPDの患者さんって
痩せた方が多い印象だわ．503病室のYさんや，
508病室のTさんも痩せているし．

Nさん
BMI 19.0

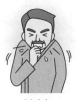
Yさん
BMI 17.5

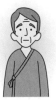
Tさん
BMI 17.2

確かに，BMIが低い人が多いというのはCOPDの特徴ね．
これには理由があるの．まずCOPDの患者さんは
呼吸困難になっているので，そもそも食事を
通常のように食べられないことが多いの．

 そっか．ただご飯を食べるだけでも大変な状態なのよね．

他にも原因があるわ．COPDの患者さんは，
呼気が十分にできないと説明したわよね？(p384参照)
そうすると，肺に空気がたまり，肺が過剰に膨張して，
横隔膜の位置が下がってしまうのよ．

▼ 正常な肺とCOPDの肺

20035-3

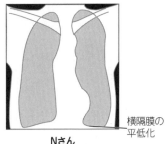

正常　　　　　Nさん

横隔膜の
平低化

そんなことが起こるんだ.

ええ. そして, 横隔膜が下がると,
下がった先にある胃を圧迫するのよ.

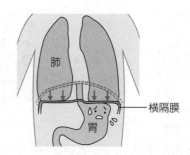

もしかして, 圧迫されて胃が小さくなるの?

そう考えられているわ. 胃の容量が小さくなると,
少しの食事量で満腹になってしまうの.
それともう1つ, 呼吸による負荷が高まることも,
痩せてしまう大きな原因なのよ.

そうか, 呼吸するために通常よりも
多くのエネルギーが必要になるんだ.

そう．だから，COPDの患者さんは
エネルギー消費量が増加するのよ．

エネルギー消費量は増加するのに，
胃の容量が小さくなるんだから……．
痩せた患者さんが多いのも納得だわ．

そうね．体重減少のある患者さんでは，
呼吸不全への進行や死亡のリスクが高くなるから，
栄養面のケアを十分に行う必要があるの．
COPDの栄養療法について，
先生に詳しく教えてもらいましょう．

Chapter

10

呼吸のしくみ／ＣＯＰＤ

COPDの栄養療法

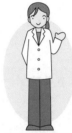

呼吸器内科 医師

COPDでは，消費エネルギーの増加と栄養摂取の低下により，体重減少や栄養障害が多く認められます．軽度の体重減少は脂肪量の減少が主体で，中等度以上の体重減少は，体たんぱく質の減少を伴う，マラスムス型の蛋白・エネルギー栄養障害です．増悪をきたすとクワシオルコル型の栄養障害が加わり，アルブミン値やリンパ球数も低下してくるため，栄養状態を改善して病気の進行を予防することが重要です．

COPD患者への栄養管理のポイントは下記のとおりです．

▼ COPDの栄養管理

エネルギー	代謝が亢進しているため，実測安静時エネルギー消費量の1.5倍以上の十分なエネルギーを摂取．
たんぱく質	高たんぱく食とし，BCAAを積極的に摂取．
脂質	呼吸商の低い脂質の摂取により，肺の負担を軽減する．総エネルギー量の20〜30%程度とする．飽和脂肪酸の摂りすぎに注意し，全身性炎症の制御のためn-3系脂肪酸を積極的に摂取．
ビタミン	血清ビタミンDの減少を高率に認めるため，十分に摂取．
ミネラル	呼吸筋の機能維持のため，リン，カリウム，カルシウム，マグネシウムを十分に摂取．

具体的な食事については下記に注意しましょう．

▼ COPDの栄養補給のポイント

・胃にガスが溜まりやすいビール，炭酸飲料，さつまいもなどは，食欲が低下し横隔膜の運動を制限するため避ける．
・食後腹部膨満感や呼吸困難がある場合は，頻回食とする．
・痰が出やすくなり気管の状態もよくなるため，こまめに水分補給を行う．
・摂取エネルギー量の増加が難しい場合には，間食の摂取や，少量で高エネルギーが摂れるような栄養補助食品の摂取，経腸栄養剤による経口栄養補給などを取り入れる．

なるほど，COPDの栄養療法について分かったわ.

 では，Nさんの栄養状態を確認してみましょう.

▼ NさんのBMIなど

 身長168cm，体重53.7kg．BMI 19.0kg/m²

Nさん

食習慣
毎日3食必ず食べています
　　　　　　　　　　　など

食事摂取時の臨床症状の有無
時々，食事中も呼吸が苦しくなる
ことがあります　　　　　　など

 次に，Nさんの体重を標準体重と比べてみるわね.

▼ Nさんの体重と標準体重

Nさんの体重：53.7kg
標準体重（IBW）：(1.68)²×22≒62.09kg
標準体重比（%IBW）：53.7/62.09×100≒86.48%

標準体重比による栄養状態の把握

80≦%IBW<90 ：軽度低下
70≦%IBW<80 ：中等度低下
%IBW<70 ：高度低下

（COPD（慢性閉塞性肺疾患）診断と治療のためのガイドライン
2018［第5版］（一般社団法人　日本呼吸器学会）をもとに作成）

 Nさんは
軽度低下にあたるんだ

 Nさんは，軽度低下にあたるのね.

IBW：ideal body weight（標準体重，理想体重）

今は軽度低下でも，COPDの患者さんは
筋肉量の減少が懸念されるから，
早期に食事の改善をご提案したいの．

それって，肝硬変の患者さんのところ (p354参照)
でも教わったわよね．筋肉の分岐鎖アミノ酸が
減らないように，栄養剤を投与するって．

そう．COPDの患者さんもフィッシャー比が
低下しやすいから，**栄養剤が必要になる**可能性があるわ．
実際に食事をどうするべきかは，
NSTによる検討が必要となるケースも多いの．

一般的にはどんな食事が推奨されるの？

Nさんのように栄養剤を用いる必要なく食事指導が行える場合は，
高エネルギーと高たんぱく質食を基本として，
脂質もしっかり摂っていただきたいわね．

▼　COPD患者さんの食事指導の目安

- 十分なエネルギー
- 十分なたんぱく質（分岐鎖アミノ酸を多く含む食品の摂取を推奨）
- リン，カリウム，カルシウム，マグネシウム，ビタミンDの摂取

「COPD（慢性閉塞性肺疾患）診断と治療のためのガイドライン第5版
（一般社団法人　日本呼吸器学会）」をもとに作成

ただ，食欲があっても今のBMIしかないのよね．
無理して食べるというのも大変そうな気がするわ．

 その通りね．
だから，Nさんのように経口摂取が可能な患者さんには，
栄養バランスを調整した食品を
うまく取り入れてもらうといいわよ．

▼ COPDで用いられる食品（例）

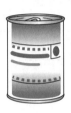

1缶（250mL）あたり

エネルギー	375 kcal
たんぱく質	15.6 g
脂質	23.0 g
炭水化物	26.4 g

|comment|

COPDで用いられる栄養補助食品には，高エネルギー，高脂肪，BCAAや
n-3系多価不飽和脂肪酸などを強化したものがあります．液体タイプのも
のから濃厚流動食（経口・経鼻・胃ろう）などさまざまな種類があります．

 これ1缶で375 kcalも摂れるんだ！
脂質の割合が大きいから，高エネルギー食になるんだね．

 そういうこと．脂質が多い食品は，
呼吸商が低い点からもオススメできるわ．

えーっと，呼吸商って何だっけ？

ちょっと説明しましょう．
食事から栄養素を分解して，エネルギーとして
利用するときには，酸素が必要だったわよね（1巻2章参照）.

うん．それで，エネルギーをつくる過程で
二酸化炭素が生まれて，それを排出するんだよね.

そういうこと.
このとき，1単位の酸素に対して発生した二酸化炭素の割合が
呼吸商（RQ：Respiratory Quotient）なのよ.

▼ 呼吸商

呼吸商（RQ）＝CO_2排出（産生）量／O_2消費量		
栄養素	エネルギー源の燃焼	RQ
糖質	例：グルコース $C_6H_{12}O_6+6O_2 \longrightarrow 6CO_2+6H_2O$ 消費O_2 ┘ └ 排出CO_2	$\dfrac{6CO_2}{6O_2}=1$
脂質	例：トリパルミチン2分子 145分子 $\longrightarrow$ 102分子 消費O_2 ┘ └ 排出CO_2	$\dfrac{102}{145}≒0.7$
たんぱく質	例：プロテイン6.25g 5.92L $\longrightarrow$ 4.75L 消費O_2 ┘ └ 排出CO_2	$\dfrac{4.75}{5.92}≒0.8$

呼吸商の数値が高いほど，
CO_2 の排出量は多くなります

糖質は1.0で，脂肪は0.7…….

詳しい説明は省略するけれど，この数値が高いと，
二酸化炭素の排出量が多いということは覚えていてね.

はーい.
でも，どうしてCOPDでは脂質が多い食品が良いの？

思い出して．COPDでは呼気がしにくい状態だったわよね.
だから，脂質が多い（呼吸商が低い）食品を増やして
エネルギー摂取量を確保しながら
二酸化炭素の排出を減らせば，
呼吸が楽になることが期待できるの.
²⁰¹⁸²

そういうことなんだ！
脂質を多く摂るよう推奨される病気って
珍しいと思ったけど，ちゃんと理由があるんだね.

もちろん，脂質ばかりを摂るべきではないんだけど，
1つの選択肢として知っておきたいわね.
それと，栄養状態がさらに良くない患者さんでは，
胃ろうなどの経腸栄養を併用するというのも
選択肢に入ってくるわ.

確かに，無理に召し上がっていただくよりは，
胃ろうという選択肢もあるのかも.

ええ．経口摂取が一番ではあるんだけれど，
患者さんのQOLを考えると，ほかの選択肢も検討して
患者さんやご家族が納得できる治療を目指したいわね．

国試ひとくちメモ

その他，たとえば多くの量を召し上がるのが難しい患者さんには，食事
回数を増やす分割食を提案することもあります．(16132-3)

了解！ 食事について，いったん整理しておこう．

▼ COPDの患者さんに望ましい食事

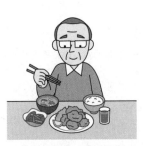

脂質を多めにした十分な
エネルギー摂取

ケーキやアイスなど
エネルギーの多い間食

栄養補助剤も活用する

それじゃあ，これからNSTの打ち合わせに参加させていただ
いて，Nさんの栄養状態を改善するためのアイディアを学ん
でくるわね．

やる気あるじゃない．頑張ってね！

comment

痩せ型のCOPDの患者さんは，標準体重のCOPD患者さんに比べて予後が悪く，QOLが低いことが報告されています．

タバコはなぜやめられないの？

 Nさんもそうだけど，COPDの患者さんって，
どうして病気になるほどタバコを吸ってしまったんだろう．
タバコって，やめられない人多いわよね．

それは，タバコに含まれるニコチンに
依存性があるからだと考えられているわ．

確かに，ニコチンとかタールとか，タバコには体に悪いもの
ばかりが含まれているわね．

それだけでなく，タバコの煙に含まれる一酸化炭素には，
血液の酸素運搬能を低下させるはたらきがあるわ．
タバコは，喫煙者だけでなく，
非喫煙者にも悪影響を及ぼすのよ．

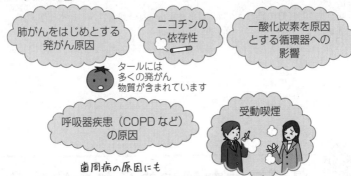

肺がんをはじめとする発がん原因

ニコチンの依存性

一酸化炭素を原因とする循環器への影響

タールには多くの発がん物質が含まれています

呼吸器疾患（COPDなど）の原因

受動喫煙

歯周病の原因にも

comment

ニコチン依存症は，施設基準と対象となる患者の条件を満たせば医療保険の適用のうえで治療を受けることが可能になりました（2006年4月より）．

国試ひとくちメモ

WHOにより2005年に発効した「たばこの規制に関する世界保健機関枠組条約（たばこ規制枠組条約：FCTC）」では，受動喫煙の防止や，たばこ広告など販売促進の禁止，健康被害の警告表示についてなどの内容が盛り込まれています．日本も締結国の1つです．(17004-4，19007-4)

でも，最近は禁煙や分煙の場所がずいぶん増えてきたから，吸わない人にとっては嬉しいわよね．

そうね．ちなみに，
受動喫煙の防止が法律に明記されていることは知ってる？

し，知らない……．

健康増進法の第六章に記載されているのよ.

2018年7月に健康増進法の一部を改正する法律が成立して,

新たに「受動喫煙防止」の項目が大きく追加されたの.

これにより, "望まない受動喫煙" を防止する取り組みは,

マナーからルールへと変わったのよ.

喫煙の配慮義務について書かれた条文を

1つ紹介しておくわね.

▼　健康増進法第六章第二十六条

> 国, 都道府県, 市町村, 多数の者が利用する施設（敷地を含む. 次条第二項及び第二十五条の五において同じ.）を管理する者その他の関係者は, 望まない受動喫煙が生じないよう, 受動喫煙を防止するための措置の総合的かつ効果的な推進を図るため, 相互に連携を図りながら協力するよう努めなければならない.

 そうなんだ.

それじゃあ, 最近はタバコを吸う人も減っているの？

 どうかしら. ちょっとグラフで確認してみましょう.

▼　喫煙率の推移

● 令和元年（2019）年の喫煙率は男性全体で27.1％, 女性全体で7.6%.

● ほかの先進諸国に比べ, 日本では男性は高率, 女性は低率.

● 年代別の喫煙率では, 男性は40歳代（36.5％）, 女性は50歳代（12.9％）が最も高い.

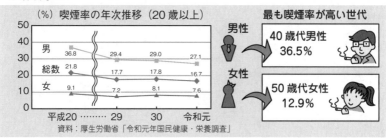

comment

10年前に比べると男女とも喫煙率は減少しているものの，欧米に比べると男性では高い水準となっています（ただし女性では低い）．また，喫煙率は男性では30〜60歳代，女性では40〜60歳代と，男女ともに中高年で高い傾向があります．

あ，やっぱり最近は喫煙率が低下しているんだね．

そうね．健康増進法の一部改正以外に，
タバコの価格が上がっていることも
理由の１つだと考えられているわ．

喫煙率が低下しているんだから，
COPDの患者さんも今後は減ってくるんじゃないかしら？

そうともいえないのよ．
COPDの患者さんは，数十年単位の長期間にわたって
喫煙の習慣がある人が多いの．

ということは，最近タバコをやめた人でも，
今までの喫煙習慣によって
COPDに罹患している可能性があるのね．

そう．しかも，推計では日本のCOPDの患者数は
500万人以上ともいわれている（NICEスタディ2001）のに，
統計で確認できる患者数は22万人程度なの（2019年患者調
査）．

それってつまり，多くのCOPDの患者さんが
きちんと治療を受けないでいるということ？

そういうことね．
息切れなどの症状があっても，
「年齢のせい」と勘違いしている患者さんも多くいるの．

そういう意味では，
NさんはCOPDだと判明して良かったわね．
薬物療法と呼吸リハビリテーションに加えて
栄養療法も実践してもらって，元気になってほしいわ．

もちろんね．

COPDの患者さんは食が細くなっているけど，
十分な栄養補給が必要なんだよね．
私も，栄養成分を調整した食品の特徴を把握して，
患者さんに提案できるようになろう！

 頑張って！

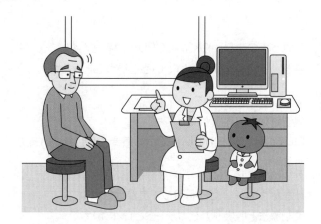

覚えられましたか？

この章の重要事項を赤シートで隠してチェック！

☐ 外呼吸では肺胞内のO_2を取り込み，血液中のCO_2を肺胞内に排出する．内呼吸では，血液中のO_2を細胞に取り込み，不要なCO_2を血液中に排出する．(p369)

- -

☐ COPDは閉塞性換気障害に分類され，呼気がしづらいのが特徴である．診断には呼吸機能検査が用いられ，1秒量と努力肺活量から1秒率を測定する．(p383,386)

- -

☐ COPDの食事療法では，十分なエネルギー，十分なたんぱく質（特に分岐鎖アミノ酸），リン・カリウム・カルシウム・マグネシウム，ビタミンDの摂取が推奨される．(p396)

- -

☐ COPDの原因は主に喫煙である．タバコに含まれるニコチンには依存性があり，タールには発がん性物質が含まれ，煙に含まれる一酸化炭素は循環器への影響を及ぼす．(p382, 404)

10

呼吸のしくみ／COPD

国試にチャレンジ

この章を読むと解けるようになる国試問題が別冊に収録されています．章の内容が理解できているか，チェックしてみましょう！

別冊 p.20へ

QB・RBを活用しよう

この章と関連した問題集『クエスチョン・バンク』，参考書『レビューブック』のページを下記のQRコードで確認しましょう！

索 引

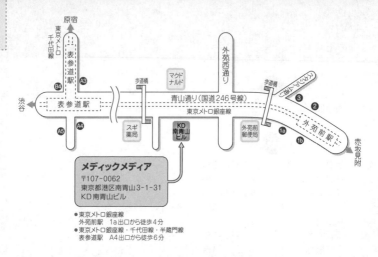

メディックメディア
〒107-0062
東京都港区南青山3-1-31
KD南青山ビル

● 東京メトロ銀座線
　外苑前駅　1a出口から徒歩4分
● 東京メトロ銀座線・千代田線・半蔵門線
　表参道駅　A4出口から徒歩6分

● 落丁・乱丁はお取替えいたしますので,
　小社営業部までご連絡ください.
　eigyo@medicmedia.com
● 書籍の内容に関するお問い合わせは,
　「書籍名」「版数」「該当ページ」を明
　記のうえ, 下記からご連絡ください.
　https://medicmedia.com/inquiry/

● 本書および付録の一部あるいは全部
　を無断で転載, インターネットなどへ
　掲載することは, 著作者および出版
　社の権利の侵害となります. 予め小
　社に許諾をお求めください.
● 本書を無断で複写・複製する行為 (コ
　ピー, スキャンなど) は,「私的使用
　のための複製」など著作権法上の限
　られた例外を除き, 禁じられていま
　す. 自らが複製を行った場合でも, その複
　写物やデータを他者へ譲渡・販売す
　ることは違法となります.
● 個人が営利目的ではなく「本書を活
　用した学習法の推奨」を目的として本
　書の一部を撮影し, 動画投稿サイト
　などに収録・掲載する場合に限り,
　事前の申請なく, これを許可いたしま
　す. 詳細については必ず小社ホーム
　ページでご確認ください.
　https://medicmedia.com/guideline/

栄養士・管理栄養士のための

なぜ? どうして? ②

人体の構造と機能／臨床栄養学①

2008年	3月 6日	第1版 発行
2014年	2月10日	第2版 発行
2018年	7月21日	第3版 発行
2021年	11月25日	第4版 発行
2023年	8月 4日	第4版 第2刷 発行

編　　集　　医療情報科学研究所
発 行 者　　岡庭　豊
発 行 所　　株式会社 メディックメディア

〒107-0062 東京都港区南青山3-1-31
　　　　　　　　　　　　　KD南青山ビル
　（営業）TEL　03-3746-0284
　　　　　FAX　03-5772-8875
　（編集）TEL　03-3746-0282
　　　　　FAX　03-5772-8873
　　　　　https://medicmedia.com/

印　　刷　　大日本印刷株式会社

Printed in Japan　©2023 MEDIC MEDIA
ISBN978-4-89632-845-5

栄養士・管理栄養士のための

なぜ？
どうして？
②

人体の構造と機能/
臨床栄養学①

[付録]

Check it out!

― 国試にチャレンジ ―

MEDIC MEDIA

本冊子の使い方

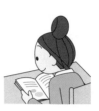

STEP
1
お話を読む

▼

STEP
2
章末の「覚えられましたか?」で
定着度を確認

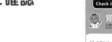
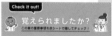

▼

STEP
3
この冊子で実際の国試に
チャレンジしてみよう

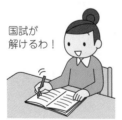

国試が
解けるわ!

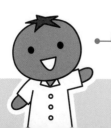

お話をしっかり読めば
国試が解けるようになります!

1章 | 病院での業務って?

1 19116

診療報酬における栄養食事指導料の算定に関する記述である. 正しいのはどれか. 2つ選べ.

(1) 外来患者は, 初回20分の栄養食事指導で算定できる.
(2) 小児食物アレルギー患者の外来栄養食事指導料は, 9歳未満の場合に算定できる.
(3) 入院栄養食事指導料は, 入院期間中に3回算定できる.
(4) 集団栄養食事指導料は, 外来患者と入院患者が混在した場合も算定できる.
(5) 集団栄養食事指導料の算定は, 1回の対象者数の上限が20人である.

2 20117

45歳, 男性. 口渇で来院. HbA1c 9.2%. 1日の聞き取りによるエネルギー摂取量は2,200kcalであった. 1日の目標エネルギー量は, 1,800kcalと算出された. エネルギー摂取量の適正化を目指すために, 患者本人に食事内容を記録してもらうこととした. SOAPとその内容の組合せである. 最も適当なのはどれか. 1つ選べ.

(1) S ー 目標エネルギー量は, 1,800kcal/日　(2) O ー HbA1c 9.2%
(3) A ー 食事内容を記録してもらう　(4) P ー 口渇
(5) P ー エネルギー摂取量は, 2,200kcal/日

3 21112

クリニカルパスに関する記述である. 最も適当なのはどれか. 1つ選べ.

(1) 入院患者は対象としない.
(2) 時間軸に従って作成される.
(3) バリアンスとは, 標準的な治療の内容をいう.
(4) アウトカムとは, 逸脱するケースをいう.
(5) 医療コストは増加する.

1 19116

✕	(1)	外来患者は，おおむね20分以上の栄養食事指導で算定できるが，初回についてはおおむね30分以上で算定することとなっている．
○	(2)	文章通り．なお，小児食物アレルギー食は，集団栄養食事指導料の算定では，特別食に含まれない．
✕	(3)	入院栄養食事指導料は，入院中に2回まで算定できる．ただし，1週間に1回までしか算定できない．
○	(4)	集団栄養食事指導料では，入院患者とそれ以外の患者（外来患者，在宅患者）が混在していても算定できる．
✕	(5)	集団栄養食事指導料の算定は，1回の指導における患者の人数は15人以下を標準とする．

正解(2), (4)

2 20117

✕	(1)	「目標エネルギー量は1,800kcal/日」は，栄養ケア計画に当てはまるため，「P (plan)」に分類される．
○	(2)	「HbA1c 9.2％」は，客観的情報であり，「O (objective data)」に分類される．
✕	(3)	「食事内容を記録してもらう」は，栄養ケア計画に当てはまるため，「P (plan)」に分類される．
✕	(4)	「口渇」は，主観的情報であり，「S (subjective data)」に分類される．
✕	(5)	「エネルギー摂取量は2,200 kcal/日」は，客観的情報であり，「O (objective data)」に分類される．

正解(2)

3 21112

✕	(1)	クリニカルパスは，入院中に介入するケアに関する治療計画のことなので，入院患者が対象である．
○	(2)	クリニカルパスは，入院中に介入するケアを時間軸に沿ってまとめた治療計画のことである．
✕	(3)	バリアンスとは，計画した後に実行により生じる逸脱したケースのことである．
✕	(4)	アウトカムとは，最終目標としてパスの開始前に決定する成果のことである．
✕	(5)	クリニカルパスを活用することで，治療の標準化や作業の効率化によって医療の質が向上し，計画的に治療を進めることができる．したがって，医療費の削減につながるという効果がある．

正解(2)

1 18084
栄養ケア・マネジメントに関する記述である．正しいのはどれか．1つ選べ．

(1) 栄養スクリーニングは，侵襲性が高い．
(2) 栄養アセスメントは，栄養状態を評価・判定する．
(3) 栄養診断は，疾病を診断する．
(4) 栄養ケア計画の目標設定には，優先順位をつけない．
(5) モニタリングは，最終的な評価である．

2 18117
骨格筋量のアセスメント指標である．正しいのはどれか．1つ選べ．

(1) 肩甲骨下部皮下脂肪厚
(2) 血中ヒスチジン値
(3) 血清CRP（C反応性たんぱく質）値
(4) 尿中アルブミン排泄量
(5) クレアチニン身長係数

3 16085改
静的栄養アセスメントの指標である．正しいのはどれか．1つ選べ．

(1) 血清アルブミン
(2) 血清トランスフェリン
(3) 血清レチノール結合たんぱく質
(4) 血清トランスサイレチン

1 18084

✕	(1)	栄養スクリーニングでは，侵襲性が低いことが求められる．
○	(2)	栄養アセスメントでは，身体状況，臨床検査値，食事摂取状況，環境要因などの栄養に関連するさまざまな情報から栄養状態を評価・判定する．
✕	(3)	栄養診断では，疾病を診断するのではなく，あくまでも患者の栄養状態を診断する．
✕	(4)	栄養ケア計画では，緊急性や重要性の高いものから優先して目標を設定する．
✕	(5)	モニタリングは，最終的な評価ではなく，栄養状態が改善できているかを，計画実施中に定期的に評価するものである．

正解(2)

2 18117

✕	(1)	肩甲骨下部皮下脂肪厚は，体脂肪量の算出に用いる．
✕	(2)	血中ヒスチジン値は，先天性アミノ酸代謝異常症の指標の1つである．
✕	(3)	血清CRP（C反応性たんぱく質）値は，炎症や組織障害の有無，程度の診断，推測に用いる．
✕	(4)	尿中アルブミン排泄量は，腎臓疾患の病態，特に糖尿病腎症の早期診断のための指標である．
○	(5)	クレアチニン身長係数は，骨格筋量のアセスメント指標であり，骨格筋の消耗や低栄養状態で低値を示す．

正解(5)

3 16085改

○	(1)	血清アルブミンは，静的アセスメントの指標で，半減期は14～23日である．
✕	(2)	血清トランスフェリンは，動的アセスメントの指標で，半減期は7～10日間である．
✕	(3)	血清レチノール結合たんぱく質は，動的アセスメントの指標で，半減期は12～16時間である．
✕	(4)	血清トランスサイレチン（プレアルブミン）は，動的アセスメントの指標で，半減期は2～4日間である．

正解(1)

3章 | NST／栄養補給法

---

1 18118　経腸栄養法に関する記述である．正しいのはどれか．1つ選べ．

(1) 半消化態栄養剤は，脂質を含まない．
(2) 成分栄養剤の窒素源は，たんぱく質である．
(3) 半固形タイプの栄養剤は，胃瘻に使用できない．
(4) 下部消化管完全閉塞時には，禁忌である．
(5) 下痢が生じた場合は，投与速度を速める．

---

2 18119　静脈栄養法に関する記述である．正しいのはどれか．1つ選べ．

(1) 末梢静脈栄養法では，1日に2,000 kcalを投与できる．
(2) 末梢静脈栄養法で投与できるアミノ酸濃度は，30％である．
(3) 中心静脈栄養法は，1週間以上は実施できない．
(4) 中心静脈栄養法の基本輸液剤には，亜鉛が含まれる．
(5) 中心静脈栄養法は，在宅では実施できない．

---

3 17118　栄養補給法に関する記述である．正しいのはどれか．1つ選べ．

(1) 成分栄養剤は，食物繊維を含む．
(2) 成分栄養剤の脂質エネルギー比率は，20％ Eである．
(3) 経腸栄養剤のNPC/N（非たんぱく質カロリー窒素比）は，50未満である．
(4) 中心静脈栄養法では，糖質濃度30％の維持液が用いられる．
(5) 末梢静脈栄養法では，糖質濃度20％の維持液が用いられる．

1 18118

✕ (1) 半消化態栄養剤は，脂質を含む．なお，製品により脂質量はさまざまである．

✕ (2) 成分栄養剤の窒素源は，すべて合成アミノ酸である．

✕ (3) 半固形タイプの栄養剤は，胃瘻に使用できる．

○ (4) 経腸栄養が禁忌で，静脈栄養の絶対適応となるのは，腸閉塞，難治性嘔吐，麻痺性イレウス，活動性の消化管出血などである．

✕ (5) 下痢が生じた場合は，経腸栄養剤の投与速度を遅くする．

正解（4）

2 18119

✕ (1) 末梢静脈栄養法では，脂肪乳剤と組合せても1日に1,000～1,300kcalが投与の限界である．

✕ (2) 末梢静脈栄養法で用いる輸液のアミノ酸濃度は3%前後である．

✕ (3) 中心静脈栄養法は，2週間以上の長期施行が可能である．

○ (4) 中心静脈栄養法の基本輸液剤は，Na，K，Cl，Mg，Caなどの電解質，亜鉛を含む糖濃度15%以上の高カロリー輸液である．

✕ (5) 中心静脈栄養法は，在宅でも実施可能である．

正解（4）

3 17118

✕ (1) 成分栄養剤は，食物繊維を含まない．成分栄養剤は，栄養素が完全に消化された状態であるため，消化能が失われていても，吸収能が残存している状態であれば投与可能である．

✕ (2) 成分栄養剤の脂質エネルギー比率は，非常に少なく，約1～8% Eである．

✕ (3) 一般的な経腸栄養剤のNPC/N（非たんぱく質カロリー窒素比）は，150～200である．

○ (4) 文章通り．中心静脈栄養法では，糖質濃度15～35%程度の維持液が用いられる．

✕ (5) 末梢静脈栄養法では，糖質濃度7.5～12.5%程度の維持液が用いられる．糖質濃度が10%以上の維持液では浸透圧が高くなり静脈炎を発症しやすくなる．

正解（4）

4章 | 嚥下のしくみ

1 19140 | 重症嚥下障害患者の直接訓練に用いる嚥下訓練食品である. 最も適切なのはどれか. 1つ選べ.

(1) お茶をゼリー状に固めたもの
(2) 牛乳にとろみをつけたもの
(3) ヨーグルト
(4) りんごをすりおろしたもの

2 16183 | **3** 16184

K介護老人福祉施設に勤務する管理栄養士である. 利用者への食事支援を行っている. 利用者は, 75歳, 女性. 70歳時に脳梗塞を発症し, N病院に入院した. 退院後, 自宅でごろごろしていることが多くなり, 歩行が不自由になったため, 2か月前に入所した, 現在, 食事は自立しており, 普通食を食べている. 最近, 水を飲む際にむせるようになり, 微熱が続いている.

16183

この利用者の食事形態を考えるうえで, 優先されるアセスメント項目である. 最も適切なのはどれか. 1つ選べ.

(1) 体重 　(2) 嗜好 　(3) 嚥下機能 　(4) 食事摂取量

16184

この利用者に提供すべき食事の形態である. 正しいのはどれか. 2つ選べ.

(1) 液状でさらさらしている 　(2) まとまりやすい 　(3) べたつかない
(4) つるっと滑りやすい 　(5) 細かく刻まれている

1 19140

○ (1) 密度が均一であり，口腔内に停滞しにくく嚥下しやすい食品である．さらに，たんぱく質含有量が低いことから，直接訓練に用いる嚥下訓練食品として最も適切である．

✕ (2),(3) いずれも嚥下しやすい食品ではあるが，たんぱく質含有量が高いことから，直接訓練に用いる嚥下訓練食品として不適切である．

✕ (4) 密度が不均一でバラバラになりやすいため嚥下しにくく，不適切である．

正解(1)

2 16183

○ (3) 嚥下障害が疑われる場合，はじめに，咀嚼・嚥下機能に適した食事形態を評価する必要がある．その後，適切なエネルギーおよび栄養素量の評価，嗜好のチェックなどを行う．本問の対象者も嚥下障害が疑われるため，選択肢(3)の嚥下機能のアセスメントが最も優先される項目である．

正解(3)

3 16184

✕ (1) 水やお茶などの，さらさらしている液状の食品は，むせやすく，誤嚥しやすい．

○ (2),(3) それぞれ嚥下しやすい形態である．

✕ (4) 口腔期の食塊移送に障害がある場合，ところてんやこんにゃくなどの，つるっと滑りやすい形態の食品は誤嚥しやすい．

✕ (5) 咀嚼期（食塊形成）に障害があると，細かく刻まれたものをうまく食塊としてまとめることができず，誤嚥しやすい．

正解(2), (3)

5章 ｜ 悪性腫瘍（がん）

1 21028

消化器系がんとそのリスク因子の組合せである．最も適当なのはどれか．1つ選べ．

(1) 食道がん・・・アスベスト
(2) 胃がん・・・・アフラトキシン
(3) 肝細胞がん・・ヒトパピローマウイルス
(4) 膵がん・・・・喫煙
(5) 結腸がん・・・EBウイルス

2 21023

炎症と腫瘍に関する記述である．最も適当なのはどれか．1つ選べ．

(1) 急性炎症では，血管透過性は低下する．
(2) 慢性炎症でみられる浸潤細胞は，主に好中球である．
(3) 肉芽組織は，組織の修復過程で形成される．
(4) 良性腫瘍は，悪性腫瘍と比べて細胞の分化度が低い．
(5) 肉腫は，上皮性の悪性腫瘍である．

3 20017

器官・組織とその内腔を被う上皮細胞の組合せである．最も適当なのはどれか．1つ選べ．

(1) 食道・・・移行上皮
(2) 胃・・・・重層扁平上皮
(3) 小腸・・・線毛上皮
(4) 血管・・・単層扁平上皮
(5) 肺胞・・・円柱上皮

1 21028

✕	(1)	アスベストは肺がん・悪性中皮腫の発症原因として有名である.
✕	(2)	アフラトキシンは肝細胞がんの発生率を上昇させる.
✕	(3)	ヒトパピローマウイルス（HPV）は子宮頸がん, 肛門がんのリスク因子である.
○	(4)	正しい組合せ. 膵がんのリスク因子には, 喫煙のほかに, 慢性膵炎や糖尿病がある.
✕	(5)	EBウイルスは伝染性単核球症の原因ウイルスとして有名である.

正解（4）

2 21023

✕	(1)	急性炎症では, 傷害細胞から放出された化学伝達物質により血管透過性が亢進する.
✕	(2)	慢性炎症でみられる浸潤細胞（炎症局所に集まる血液細胞）は, マクロファージやリンパ球などである.
○	(3)	文章通り. 肉芽組織は, 急性炎症に引き続く組織の修復過程において一時的に形成される豊富な毛細血管を含む組織である.
✕	(4)	良性腫瘍は, 悪性腫瘍と比べて細胞の分化度が高い.
✕	(5)	肉腫は, 非上皮性の悪性腫瘍である.

正解（3）

3 20017

✕	(1)	消化管の上皮は基本的には単層円柱上皮であるが, 摩擦が生じやすい口唇から口腔, 食道, そして肛門は例外で頑丈な重層扁平上皮で被われている.
✕	(2)	胃から結腸までの消化管を被う上皮は, 基本的に単層円柱上皮である.
✕	(3)	胃から結腸までの消化管を被う上皮は, 単層円柱上皮である.
○	(4)	正しい組み合わせ. 血管を被う上皮は, 背丈が高いと内腔が狭くなってしまうので単層扁平上皮である.
✕	(5)	肺胞ではガス交換が行われており, 効率よくガス交換するためには単層扁平上皮が適している.

正解（4）

6章 | 胃がん切除と術後のケア

1 18127

胃食道逆流症の栄養管理に関する記述である．正しいのはどれか．1つ選べ．

(1) 高脂肪食の摂取を勧める．
(2) かんきつ類の摂取を勧める．
(3) 分割食を勧める．
(4) コルセットの着用を勧める．
(5) 食後すぐの仰臥位を勧める．

2 20177

K総合病院に勤務する管理栄養士である．入院患者の栄養管理を行っている．患者は，67歳，男性．無職，妻と二人暮らし．入院時身長170cm，体重65kg，BMI 22.5kg/m²．胃前庭部の進行胃がん，幽門側胃切除術を受け，ビルロートⅠ法（BillrothⅠ法）で再建した．退院後，食後10～30分に，腹痛，冷汗，動悸，めまいが頻発した．この症状の原因として，最も適当なのはどれか．1つ選べ．

(1) 胃食道逆流症　　(2) 早期ダンピング症候群　　(3) 後期ダンピング症候群
(4) 輸入脚症候群　　(5) 術後イレウス

3 16136改

消化管手術と合併症の組合せである．正しいのはどれか．1つ選べ．

(1) 胃切除・・・・・乳酸アシドーシス
(2) 十二指腸切除・・・葉酸欠乏
(3) 回腸切除・・・・ビタミンB₁₂欠乏
(4) 回盲部切除・・・・ビタミンC欠乏

1 18127

✕	(1)	高脂肪食は，下部括約筋の機能を低下させ，胃内容物の逆流を促すため，胃食道逆流症では避ける．
✕	(2)	酸味の強いかんきつ類は，食道粘膜を刺激するほか，胃酸分泌を高めることで症状を悪化させる可能性があるため，控えることが望ましい．
〇	(3)	文章通り．胃食道逆流症では，胃酸分泌を抑えて逆流を防ぐために，過食を控え，分割食（少量頻回食）とするのが基本である．
✕	(4)	コルセットの着用は，腹圧を高めて症状を悪化させる可能性があるため，避ける．
✕	(5)	食後すぐの仰臥位は，食事の逆流を招きやすく，症状を悪化させる可能性があるため，避ける．

正解(3)

2 20177

✕	(1)	胃食道逆流症では，胸やけ，胆汁が込み上げる感覚や，胸にしみる感じなどがあるが，設問中で示される所見とは異なる．
〇	(2)	正しい．早期ダンピング症候群は食物が腸に急速に流れ込むことで起こる．
✕	(3)	後期ダンピング症候群では，食後2～3時間たって，頭痛や倦怠感，冷汗，めまい，手指のふるえなどが現れるが，設問文中でみられた所見とは異なる．
✕	(4)	ビルロートⅠ法で再建した際には，残胃の噴門部と十二指腸を縫合するため輸入脚は生じない．
✕	(5)	胃切除における術後イレウスは24～48時間以降もこの状態が続く場合をさすが，設問文中では症状が退院後の食事の後に生じており，術後イレウスとは考えにくい．

正解(2)

3 16136改

✕	(1)	胃切除後には，ダンピング症候群などさまざまな合併症がみられるが乳酸アシドーシスはみられない．
✕	(2)	葉酸は空腸で吸収されるため，十二指腸切除により葉酸欠乏はみられない．
〇	(3)	正しい組合せ．ビタミンB_{12}は回腸で吸収されるため，回腸切除により，ビタミンB_{12}欠乏が生じる．ビタミンB_{12}欠乏は胃疾患（内因子欠乏）でもみられる．
✕	(4)	回盲部は，回腸（小腸）と盲腸（大腸）の接合部分であるため，切除によりビタミンB_{12}欠乏が生じる．

正解(3)

1 18129

腸疾患の栄養管理に関する記述である．正しいのはどれか．1つ選べ．

(1) 過敏性腸症候群では，カリウムの摂取量を制限する．
(2) 潰瘍性大腸炎では，エネルギーの摂取量を制限する．
(3) 潰瘍性大腸炎では，葉酸の摂取量を制限する．
(4) クローン病では，脂質の摂取量を制限する．
(5) クローン病では，ビタミンB12の摂取量を制限する．

2 17190　3 17191

K病院に勤務する管理栄養士である．消化器内科病棟を担当して，入院患者の栄養管理を行っている．

患者は，19歳，男性．3年前にクローン病を発症して治療を受けたあとは寛解が続いていた．しかし，1週間前より腹痛と下痢が続くようになり，このたび下血が認められたため再入院となった．

身長172cm，体重60kg．空腹時血液検査値は，赤血球数370×10^4/mm^3，ヘモグロビン10.2g/dL，ヘマトクリット36.0%，総たんぱく質6.6g/dL，アルブミン3.4g/dL，尿素窒素24mg/dL，クレアチニン1.0mg/dL，CRP2.5mg/dL．

17190

この患者に対して，薬物治療とともに，経腸栄養剤を用いて栄養管理を行うことになった．最も適切なのはどれか．1つ選べ．

(1) 免疫賦活を目的とした栄養剤　(2) 分枝アミノ酸（BCAA）が多い栄養剤
(3) たんぱく質を制限した栄養剤　(4) 窒素源がアミノ酸である栄養剤

17191

患者に家庭の食卓によく出てくる料理を聞いた．その中で，退院後は控えるように，指導した方がよい料理である．最も適切なのはどれか．1つ選べ．

(1) たらのホイル焼き　(2) ささみの卵とじ　(3) ごぼうのサラダ
(4) 大根の煮物

1 18129

✕	(1)	過敏性腸症候群では，カリウム制限は必要ない．
✕	(2)	潰瘍性大腸炎の活動期には脂質を制限することがあるが，エネルギー制限は行われない．
✕	(3)	葉酸の摂取制限は，疾病治療を目的とした栄養管理では一般的ではなく，潰瘍性大腸炎でも行われない．
○	(4)	文章通り．
✕	(5)	クローン病の病態を悪化させることもないため，制限する必要はない．

正解(4)

2 17190

✕	(1)	免疫賦活を目的とした栄養剤は術前術後患者などに用いられることが多い．この患者の場合，まずは症状の寛解に向けた栄養補給が最優先であるため，この選択肢が最も適切とは言い難い．
✕	(2)	分枝アミノ酸（BCAA）が多い栄養剤は肝硬変非代償期などに用いられる．クローン病患者において，分枝（分岐鎖）アミノ酸の補給は特に必要ではないため，最も適切とはいえない
✕	(3)	クローン病の栄養基準は，高エネルギー，高たんぱく質，低残渣である．したがって，たんぱく質を制限した栄養剤は適切ではない．
○	(4)	クローン病の再燃期では，消化・吸収に負担の少ない成分栄養剤を使用する．したがって，窒素源がすべて合成アミノ酸である栄養剤（成分栄養剤）が最も適切である．

正解(4)

3 17191

✕	(1),(2)(4)	それぞれ，主な材料に含まれる脂質量および食物繊維量は，比較的少ない．また，揚げる，炒めるなどの油脂を使用する調理法ではないため，控えるように指導する必要はないと考えられる．
○	(3)	ごぼうは食物繊維を豊富に含むことと，ドレッシングやマヨネーズの油脂の使用から，寛解期に適切な料理でないと考えられる．したがって，控えるように指導する必要がある．

正解(3)

8章 | 肝臓のはたらきと肝炎

1 20125

C型慢性肝炎患者に対する鉄制限食の主な目的である. 最も適当なのはどれか. 1つ選べ.

(1) C型肝炎ウイルスの除去
(2) 活性酸素の産生抑制
(3) 夜間の低血糖予防
(4) 肝性脳症の予防
(5) 腹水の予防

2 17031

肝障害に関する記述である. 正しいのはどれか. 1つ選べ.

(1) B型肝炎ウイルスは, RNAウイルスである.
(2) E型肝炎ウイルスは, 主に血液を介して伝播する.
(3) 劇症肝炎では, 意識障害を認める.
(4) 肝硬変では, プロトロンビン時間が短縮する.
(5) 非アルコール性脂肪肝炎（NASH）では, 肝線維化を認めない.

3 17129

消化器疾患の栄養管理に関する記述である. 正しいのはどれか. 1つ選べ.

(1) 急性肝炎の黄疸時では, たんぱく質の摂取量を制限する.
(2) C型慢性肝炎では, 鉄の摂取量を増やす.
(3) 胆石症では, 食物繊維の摂取量を制限する.
(4) 急性胆のう炎では, 脂質の摂取量を制限する.
(5) 急性膵炎では, 脂質の摂取量を増やす.

1 20125

✗	(1)	ウイルスの除去はできない．ウイルスを排除する方法として抗ウイルス療法がある．
○	(2)	正しい．C型慢性肝炎では肝細胞に過剰蓄積された鉄が，肝細胞を傷つけて病態を悪化させる．
✗	(3)	夜間の低血糖予防は，就寝時の軽食摂取が有効と考えられる．
✗	(4)	肝性脳症の予防は，血中アンモニア濃度のコントロールを目的として，分岐鎖アミノ酸の経口補充，合成二糖類の内服を行う．
✗	(5)	腹水の予防として，貯留した水分を排泄するために利尿薬などを投与する．

正解(2)

2 17031

✗	(1)	B型肝炎ウイルスは，DNAウイルスである．
✗	(2)	E型肝炎ウイルスは，主に野生動物の摂取より伝播する（経口感染）．
○	(3)	文章通り．劇症肝炎では，広範囲にわたる肝細胞壊死により，肝不全状態による肝性脳症をきたす．肝性脳症では，意識障害や異常行動を認める．
✗	(4)	肝硬変では，肝細胞機能の障害により，血液凝固因子の産生が低下するため，プロトロンビン時間が延長する．
✗	(5)	非アルコール性脂肪肝炎（NASH）では，肝臓の線維化が認められる．肝硬変や肝細胞がんへ移行することもある．

正解(3)

3 17129

✗	(1)	急性肝炎では，たんぱく質を十分に摂取することが望ましいとされる．
✗	(2)	C型慢性肝炎では，鉄の摂取を制限する場合がある．
✗	(3)	コレステロール胆石による胆石症の予防のため，食物繊維の積極的な摂取が有効である．
○	(4)	文章通り．脂質の過剰摂取は，胆嚢収縮により症状を悪化させる可能性がある．
✗	(5)	急性膵炎の急性期では，絶飲絶食である．回復期および安定期でも，脂質摂取は制限する．

正解(4)

1 19128

非代償性肝硬変で上昇する項目である. 正しいのはどれか. 1つ選べ.

(1) 血清総コレステロール値　(2) 血中アンモニア値　(3) フィッシャー比

(4) 血漿膠質浸透圧　　　　　(5) 早朝空腹時の呼吸商

2 16181　**3** 16182

K病院に勤務する管理栄養士である. NSTラウンドで, 肝硬変による腹水と脳症の治療のために1週間前に入院した患者のベッドサイドにいる.

患者は, 70歳, 男性. 7年前にC型肝炎と診断され, 治療していたが, 昨年より肝硬変の状態であると告げられた. これまでに何度も入退院を繰り返している. 身長165cm, 体重62kg, 標準体重60kg, 血圧142/92mmHg. 空腹時血液検査値は, 総たんぱく質5.9g/dL, アルブミン2.6g/dL, 血糖125mg/dL, AST 61 IU/L, ALT 45 IU/L, γGT 68 IU/L, 総ビリルビン3.1mg/dL, アンモニア237μg/dL（基準値40〜80）.

16181

この患者の栄養管理に関する記述である. 誤っているのはどれか. 1つ選べ.

(1) エネルギーの摂取量は, 1,600kcal/日にする.

(2) たんぱく質の摂取量は, 95g/日にする.

(3) 脂肪エネルギー比率は, 20%Eにする.

(4) ナトリウムの摂取量は, 食塩相当量で6g/日未満にする.

(5) 分枝アミノ酸を多く含む経腸栄養剤を用いる.

16182

NST医師より, 肝機能低下が著しいため, LES（late evening snack）療法を開始する指示があった. 就寝前に摂取する食品として, 最も適切なのはどれか. 1つ選べ.

(1) ゆで卵1個（約60g）　　　(2) プロセスチーズ2個（約40g）

(3) おにぎり小2個（約120g）　(4) ホットミルク1杯（約200mL）

1 19128

✗ (1) 血清総コレステロール値は低下する.

○ (2) 文章通り. 肝機能低下によりアンモニアの解毒機能が低下し, 血中アンモニア値が上昇する. これにより, 肝性脳症を引き起こす場合がある.

✗ (3) フィッシャー比は低下する. このため, 食事療法では, フィッシャー比の是正のためにBCAA製剤を用いる.

✗ (4) 血清アルブミン値の低下を認め, 血漿膠質浸透圧は低下する. これにより, 腹水や浮腫を引き起こす場合がある.

✗ (5) 肝臓におけるグリコーゲン貯蔵量の低下. インスリン抵抗性亢進などにより糖質代謝が低下するため, 呼吸商は低下する.

正解(2)

2 16181

○ (1) 標準体重が60kgの70歳男性で, 入院中の労作や軽度の糖代謝異常がみられることを考慮すると妥当である.

✗ (2) 高アンモニア血症がみられるため, 分枝アミノ酸製剤の投与に配慮し, たんぱく質量は過剰にならないようにコントロールする必要がある (0.5〜0.7g/標準体重kg).

○ (3) 非代償性肝硬変であり, 軽度の糖質代謝異常がみられることにより, 脂質コントロールは必要といえる.

○ (4) 血圧管理また体液貯留予防のために, 食塩をコントロールすることは妥当である. なお, 本問の患者の場合, 腹水がみられるため, 5〜7g/日に制限すべきである.

○ (5) 非代償性肝硬変では, 肝臓でのアミノ酸代謝能力が低下し, 分枝(分岐鎖)アミノ酸が減少するため, 分枝アミノ酸の補給をすることは妥当である.

正解(2)

3 16182

✗ (1),(2) どちらも炭水化物を多く含まないため, 適切ではない.

○ (3) 最も炭水化物量が多い食品であり, 白米中のでんぷんはグルコースにより構成される多糖類であるため, グリコーゲンの貯蔵量の減少を補うことができる.

✗ (4) 砂糖を加えて摂取するという条件では適切とも考えられるが, ミルク単体では炭水化物を多く含まないため, 最も適切とはいえない.

正解(3)

1 21035　肺の構造，呼吸機能および酸素の運搬に関する記述である．最も適当なのはどれか．1つ選べ．

(1) 右肺は，2葉からなる．
(2) 肺静脈には，静脈血が流れている．
(3) 肺胞で行われるガス交換を，内呼吸という．
(4) 動脈血の酸素飽和度は，約40％である．
(5) ヘモグロビンの酸素解離曲線は，血液pH が低下すると右方向に移動する．

2 18038　呼吸器系の構造と機能に関する記述である．正しいのはどれか．1つ選べ．

(1) 左肺は，上葉，中葉，下葉からなる．
(2) 横隔膜は，呼気時に収縮する．
(3) 血中二酸化炭素分圧の上昇は，ヘモグロビンの酸素結合能力を低下させる．
(4) 内呼吸は，肺胞で行われるガス交換である．
(5) 肺のコンプライアンスが小さいほど，肺は膨らみやすい．

3 20035　COPD（慢性閉塞性肺疾患）に関する記述である．最も適当なのはどれか．1つ選べ．

(1) わが国では，女性に多い．
(2) 吸気時に，口すぼめ呼吸がみられる．
(3) 樽状胸郭がみられる．
(4) 動脈血中の酸素分圧は，上昇する．
(5) 病期分類には，肺活量が用いられる．

1 21035

✕ (1) 右肺は3葉からなる．なお左肺は心臓があるため，2葉である．

✕ (2) 肺静脈には，酸素を多く含む動脈血が流れている．

✕ (3) 肺胞で外気からの酸素と体内の二酸化炭素とで行われるガス交換を外呼吸という．

✕ (4) 動脈血の酸素飽和度は約97.5％であり，静脈血の酸素飽和度は75％である．

◯ (5) 文章通り．血液中のpH低下や二酸化炭素量増加で，細胞の酸素需要が高まり，ヘモグロビンの酸素結合能力は低下し，ヘモグロビンは酸素を放出しやすくなる．したがって，酸素解離曲線は右方向に移動する．

正解（5）

2 18038

✕ (1) 右肺は，上葉，中葉，下葉の3葉からなる．左肺は心臓が近いため，右肺より小さく，上葉，下葉の2葉からなる．

✕ (2) 横隔膜が収縮すると，胸腔が広がり，息を吸い込む（吸気）ことができる．

◯ (3) 文章通り．血中二酸化炭素分圧が上昇すると，細胞の酸素需要が高まり，ヘモグロビンの酸素結合能力は低下する．つまり，ヘモグロビンは酸素を放出しやすくなる．

✕ (4) 内呼吸は，末梢の組織で，血液中の酸素を細胞に取り込み，二酸化炭素を排出するガス交換のことである．

✕ (5) 肺のコンプライアンスとは，胸腔内圧変化に対する肺気量の変化のことであり，肺の膨らみやすさの指標となる．肺のコンプライアンスが大きいほど，肺は柔らかく膨らみやすい．

正解（3）

3 20035

✕ (1) 日本では500万人以上のCOPD患者がいると推定されているが，男性患者数は女性患者の約2.5倍である．

✕ (2) COPDは呼気時の気道閉塞があるため，息を吐きづらくなり自然と口すぼめ呼吸を行っていることがある．

◯ (3) 文章通り．COPDでは，呼気が肺に残り肺が膨張するため，肋骨が水平となり樽状胸郭となる．

✕ (4) 息を吐き出しづらくなっているため，肺でのガス交換効率が低下している．このため，動脈血中の酸素分圧は低下する．

✕ (5) 病期分類は，予測1秒率に対する比率（対標準1秒量：％FEV1）を用い，Ⅰ～Ⅳ期に分類される．

正解（3）

MEMO

MEMO